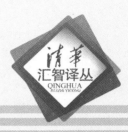

A GUIDE TO GLOBAL HEALTH DIPLOMACY

全球卫生外交指导手册

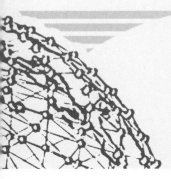

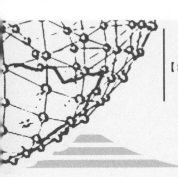

【德】伊洛娜·基克布施（Ilona Kickbusch）
【美】海克·尼科古希安（Haik Nikogosian）
【法】米歇尔·卡察契肯（Michel Kazatchkine）⊙著
【匈牙利】米哈里·考克尼（Mihály Kökény）

唐 昆 李志徽 陈冯富珍
梁万年 殷 琦 何其为 ⊙译

清华大学出版社
北京

内 容 简 介

全球卫生外交体系在协调、推进和解决全球性卫生问题上发挥着关键作用。《全球卫生外交指导手册》由来自不同学科背景、国家和部门的全球卫生专家参与编写。本书系统阐明了全球卫生外交的关键概念，概述了构建全球卫生系统的主要参与者及其活动，并分析了全球卫生外交成功的要素，提供了加强谈判的实用技巧和实例。

本书结构清晰、案例丰富，内容深入浅出，适合作为全球卫生外交官员们的工作指南，同时也可作为公共卫生从业者了解全球卫生合作机制和外交实践的实用工具书。

北京市版权局著作权合同登记号　图字：01-2022-6394

图书在版编目（CIP）数据

全球卫生外交指导手册 /（德）伊洛娜·基克布施等著；唐昆等译 . —北京：清华大学出版社，2023.1
（清华汇智译丛）
书名原文：A Guide to Global Health Diplomacy
ISBN 978-7-302-62292-5

Ⅰ .①全…　Ⅱ .①伊…②唐…　Ⅲ .①卫生工作—国际交流—世界—手册　Ⅳ .① R199.1-62

中国版本图书馆 CIP 数据核字（2022）第 257722 号

责任编辑：徐永杰
封面设计：汉风唐韵
责任校对：王凤芝
责任印制：宋　林

出版发行：清华大学出版社
　　网　　　址：http：//www.tup.com.cn，http：//www.wqbook.com
　　地　　　址：北京清华大学学研大厦 A 座　　邮　编：100084
　　社　总　机：010-83470000　　　　　　　邮　购：010-62786544
　　投稿与读者服务：010-62776969，c-service@tup.tsinghua.edu.cn
　　质量反馈：010-62772015，zhiliang@tup.tsinghua.edu.cn
印　装　者：小森印刷霸州有限公司
经　　销：全国新华书店
开　　本：170mm×230mm　　印　张：15　　字　数：227 千字
版　　次：2023 年 1 月第 1 版　　印　次：2023 年 1 月第 1 次印刷
定　　价：98.00 元

产品编号：094051-01

致　谢

由衷感谢以下对本书做出贡献的诸位 *：墨尔本大学的 Michele Acuto、荷兰外交部的 Paul Bekkers、日内瓦国际关系及发展高等学院全球卫生中心的 Gian Luca Burci、红十字会与红新月会国际联合会的 Emanuele Capobianco、联合国的 Marcelo A.C. Costa、全球妇女卫生工作者组织的 Roopa Dhatt、多伦多大学达拉娜公共卫生学院的 Erica Di Ruggiero、荷兰外交部的 Marja Esveld、日本外务省的 Satoshi Ezoe、日内瓦国际关系及发展高等学院全球卫生中心的 Lemlem Girmatsion、非洲医学和研究基金会的 Githnji Gitahi、哈佛大学陈曾熙公共卫生学院的 Renzo Guinto、澳大利亚常驻联合国日内瓦办事处代表 Madeleine Heyward、世界贸易组织的 Roger Kampf、多伦多大学芒克全球事务和公共政策学院的 John Kirton、全球疫苗免疫联盟的 Kerstin Kolbe、芬兰外交部的 Eero Lahtinen、南非常驻联合国日内瓦办事处代表 Lindiwe Makubalo、美国卫生与公众服务部全球卫生事务办公室的 Colin Mclff、非洲医学和研究基金会的 Lolem B. Ngong、瑞士常驻联合国日内瓦办事处代表 Miguel Perez La Plante、泰国外交部的 Nathita Premabhuti、健康政策观察的 Catherine Saez、法国巴黎科学治理的 Flavia Schlegel、世界卫生组织的 Gaudenz Silberschmidt 和 Zsofia Szilagyi、英国苏格兰国民保健署的 Orsolya Süli、格鲁吉亚常驻联合国代表 Tamar Tchelidze、世界贸易组织的 Menno Van Hilten。

---

* 投稿人不对本书最终版本或本书所呈观点负责。

译者序

由日内瓦国际关系及发展高等学院全球卫生中心编写的《全球卫生外交指导手册》系统地介绍了全球卫生外交的基础知识和具体实践，是全球卫生领域一部具有开创性意义的著作。

我们之所以想要将本书翻译成中文引入中国，主要基于以下三点原因。

首先，全球卫生外交的重要性日益凸显。全球化的深入发展使得传染病的蔓延跨越了国界，卫生问题也由此进入外交的范畴之中，成为国家间交往的重要内容。然而，在很长的一段时间里，安全问题、经济问题相继主导着国际关系，卫生问题则被忽视。新型冠状病毒感染疫情的暴发使得卫生问题再次成为全球关注的焦点。面对这一近百年来全球发生的最严重的传染病大流行，没有一个国家可以独善其身。因此，各国如何通过卫生外交开展合作、应对挑战变得至关重要。

其次，全球卫生外交工作日益复杂。由于卫生问题的影响越来越大，除了政府和政府间组织外，越来越多的私营企业、非政府组织、慈善基金会、研究机构等非国家行为体也纷纷参与到全球卫生外交中。同时，由于卫生问题的关联领域众多，一国政府内部也有越来越多的、不同职能的部门需要围绕卫生外交工作进行协调。可以说，全球卫生外交正在向多利益攸关方外交转型。在传统的外交官之外，更多的人开始被纳入这一体系之中，如何协调好各利益攸关方之间的关系成为重要的挑战。

最后，中国在全球卫生外交中的角色越发受到关注。伴随综合国力的增强，中国有能力也有意愿在全球卫生领域承担更多的国际责任和义务。如今，中国的援外医疗队已被派遣至 71 个国家，中国也成为世界卫生组织评定会费的第二大供资国。在基本控制住国内疫情后，中国还积极地向其他国家伸出援手。

但与此同时，一些国家"污名化"中国开展卫生外交的意图，甚至将新型冠状病毒感染病毒称为"中国病毒"。因此，中国卫生外交所面临的机遇和挑战都将是前所未有的。

鉴于上述背景，本书的意义体现在知识维度及时间维度两个方面。本书梳理了全球卫生外交的关键概念和最新动向，能够帮助尚不了解这一领域的读者快速入门。同时，本书列出了全球卫生外交的成功要素和真实案例，能够为从事这一领域实践工作的读者提供参考。

参与本书翻译工作的有清华大学万科公共卫生与健康学院的唐昆副教授、李志徽助理教授、殷琦老师；参与本书审校工作的有陈冯富珍教授、梁万年教授、何其为博士以及清华大学公共管理学院的朱思窈老师。我们衷心希望通过本书能让全球卫生外交进入更多人的视野，更衷心地祝愿中国的卫生外交工作能够越做越好。

陈冯富珍

清华大学万科公共卫生与健康学院院长

2022 年 10 月 12 日

前　言

　　2020 年见证了两大重要的纪念日——日内瓦诞生现代多边主义 100 周年和联合国成立 75 周年。

　　日内瓦一直都是世界卫生组织总部所在地和全球卫生外交中心。新型冠状病毒感染疫情暴发以后，卫生对于社会、经济和政治稳定以及"2030 年可持续发展议程"的核心作用已然显现。人们日益认识到卫生在这些领域发挥的重要作用，这也使得国际卫生谈判越来越具有政治性、多元性和跨部门性。

　　新型冠状病毒感染疫情的暴发表明，全球团结一致应对共同的公共卫生威胁是至关重要的。世界卫生组织发挥其核心引领作用，号召各国、各地区齐心协力，凝聚各方行动力量，共同应对疫情及其产生的全球重大影响。

　　全球卫生外交是日内瓦卫生"生态系统"的一个决定性特征，在塑造全球卫生结构和议程方面发挥着重要作用。成功的全球卫生外交依赖于政治、外交的经验和实践，且必须与公共卫生的知识和证据相结合。

　　《全球卫生外交指导手册》是一本宝贵且实用的工具书，有助于卫生外交官更专业、高效地开展工作。我在此由衷地感谢各位作者，感谢日内瓦国际关系及发展高等学院全球卫生中心的开创性工作，感谢瑞士政府的慷慨支持。

谭德塞

世界卫生组织总干事

2020 年 12 月

目　录

引 言

本手册以四位作者在全球卫生外交实践和教学方面的丰富经验为基础。过去的十年，我们在日内瓦国际关系及发展高等学院（以下简称高等学院）以及许多其他国家的类似机构开设了相关课程。在此期间，世界经历了诸多变化与动荡，这些变化与动荡在全球卫生外交的基本价值观、方法和机制中均有体现。编写本手册期间，新型冠状病毒感染疫情对多边体系产生了极大的影响，在扩大全球卫生外交行为者规模的同时，也拓宽了全球卫生外交适用的领域。

2013年，高等学院全球卫生中心首次系统介绍了全球卫生外交，概述了关键概念、问题、行为者、文件、论坛和案例。[①] 本手册进一步深入分析，重点关注全球卫生外交的现实问题，同时考量该领域的最新经验与发展动态。

本手册重点探讨了世界卫生组织和日内瓦全球卫生"生态系统"内的谈判。鉴于诸多相关行为者、程序和机构正不断地与卫生领域产生联系，本手册认为，卫生外交官需要审慎考虑其谈判所处的更广义的生态系统——在国家层面上，它包括了作为利益攸关方的各政府部门和群体。作为对这一系统的支持，我们加入了一系列的框文，描述其他组织及其遵循的谈判程序。我们希望，提供补充观点的其他出版物将于不久后面市，届时可结合本手册一起阅读。

在这个比以往任何时候都更需要外交的时刻，外交正面临着诸多巨大的挑战。许多国际政治分析人士认为，多边主义已进入危机时期。新的政治和经济现实，特别是地缘政治力量的转移，使得人们对现有体制以及其最初建

---

① Kickbusch I，Lister G，Told M，Drager N. Global health diplomacy: concepts，issues，actors，instruments，fora and cases. New York：Springer，2013.

立时所遵循的原则产生了质疑。这种"新混乱"对外交体系造成了威胁。同时，当前的数字化转型也给外交手段带来了挑战。特别是在新型冠状病毒感染疫情期间，由于无法面对面进行复杂的谈判，非正式接触受到影响。而在过去，非正式接触是达成和解的重要方式。

我们深信全球卫生外交从未像现在这样重要。2015 年通过的关于卫生在可持续发展目标中所起作用的谈判就已经清楚地显示了这一点。当前的新型冠状病毒感染疫情是 1918—1919 年流感大流行之后的第二次大流行病。然而，各国之间的猜疑、竞争和暗斗却日益加剧。在多边层面上共同努力以确保所有国家的健康变得尤为迫切。但与此同时，多边主义所面临的上述挑战正使得全球合作更加难以实现。

没有任何一个国家可以独善其身。在第二次世界大战后，联合国起草并通过了《世界卫生组织章程》，提倡全球各国秉承"全球团结"的伟大精神。这种"全球团结"的精神需要不断通过关系建设和谈判过程来巩固和加强，它们构成了全球卫生外交的核心。卫生挑战不仅跨越了国界，更跨越了南北、东西和公私的界限。因此，细分性方法（segmented approaches）的局限性暴露无遗。为了应对这些真正的全球性挑战，需要制定一个更加全面、包容、综合和协调的战略。

多边体系旨在促进全球秩序的良好运作，而全球卫生外交是该体系的一个重要组成部分。要进行全球卫生外交，人们必须承认，科学和政治对于谈判至关重要。全球卫生外交的目标是达成科学上可信、政治上可行的协议。

全球卫生取决于本手册中探讨的三大支柱：治理、文件和外交。三大支柱间的相互联系日益紧密，构成了 21 世纪全球卫生的重要推动力。

本手册旨在为读者提供切入点，帮助其更好地了解全球卫生外交的基本原则和各种方法。我们希望这将有助于初次涉足这一领域的人员做好充分准备，进行深入研究，获得更多的实战经验。而对于已从事全球卫生外交多年的从业者，本手册也可以提供一些有益的提示。此外，我们还希望本手册可以被用作国家和国际机构进行全球卫生外交教学的辅助工具。

读者须知

本手册重点介绍开展全球卫生外交的基本理念与具体实践。希望本手册能帮助首次接触"全球卫生外交"这一专题的人员更好地了解其背景与体系，并熟悉相关方法。

本手册的正文由三部分构成：①全球卫生外交的基础知识。②在多边环境中开展卫生谈判的特点。③全球卫生外交取得成功的要素。每部分分别提供了关键信息。本手册逻辑连贯，但读者无须连读各章节。由于部分内容（如文件、一致性、主要国际组织的作用等）与本手册的多个章节都有关联，我们在文中特意保留了一些重合部分，并在必要之处增添了交叉引用。同时，对于特邀投稿人撰写的专题内容，我们以框文方式进行标识。为方便读者进一步了解、查阅，我们补充了附件，并罗列出各类期刊和其他资源（正文中的引用采用哈佛注释体系，具体请参阅附录）。

我们希望本手册及其架构能够为从事全球卫生外交教学的人员提供有用的资源。我们充分借鉴了十余年来在不同环境和背景下的全球卫生外交教学经验，总结了阅稿人富有见地的评论。为期一周的课程应尽可能涵盖所有主题。同时，学生应有足够的时间对特定案例进行深入研究，尤其是与课程背景密切相关的案例。课程期间可以抽出一天的时间，由学生模拟进行全球卫生谈判。

第一部分
基础知识

第1章 | 变化的多边体系中的全球卫生外交

1.1 变化世界中的外交

外交已推行数个世纪，期间历经诸多重大变化，其中一些变化涉及外交的本质。特别是在过去的十年，外交已成为全球治理体系的一部分，涉及诸多不同的组织和行为者。可持续发展目标的谈判所带来的根本性变化以及不断增长的全球危机所带来的外交需求，都进一步加速了外交的发展。其中最重大的变化在于，过去以发展援助为中心的思维模式逐渐转变为承认只有世界各国齐心协力才能实现全球共同目标。新型冠状病毒感染疫情让这一转变愈加明显。

纵然历经变化，外交的三个典型特征——代表、沟通和谈判仍未改变。

众所周知，多边外交始于17世纪在欧洲召开的特别会议，这些会议就主权国家间的战争与和平问题展开了谈判。1919年，国际联盟诞生，这是全球首个涉及集体安全的国际组织。第二次世界大战后，联合国应运而生，多边外交日益制度化。不久之后，联合国下属机构世界卫生组织（以下简称世卫组织）成立，并于1948年在瑞士日内瓦开始运作。此后，诸多其他多边卫生组织纷纷建立，但世卫组织仍然负责主导卫生相关规范的制定。《世界卫生组织宪章》将卫生定义为一项人权，这是所有其他卫生组织的指导纲领（参阅框文7）。

自然环境和人类健康等领域的发展对跨国界的经济和安全产生了极大的影响。这清楚地表明，没有国家可凭一己之力解决这些问题。以往，这些领域的问题通常采用外事与外交中的"软政策"来解决。但如今，这些领域的重要性日渐凸显，一系列全新的国际协议、文件和组织应运而生，包括《巴黎气候协定》（2015年），《国际卫生条例》修订版（2005年），抗击艾滋病、结核病和疟疾全球基金（2002年），以及2020年推出的用于集中采购和公平分配新冠疫苗的全球风险分担机制"新冠疫苗全球获得机制"（以下简称COVAX机制）。

多边主义的定义颇多，但究其本质，它是通过多方治理解决共同问题的一种方式。多边主义将指导各方关系的共同原则（包括约定的行为准则）作为基础。通常，多边主义以国际组织会员资格的形式存在，但又不限于此。多边主义种类很多，包括涉及所有国家的普遍多边主义，如联合国成员国；集聚特定地理区域内各国的区域多边主义；基于价值观的多边主义，如北约、欧盟以及一些建立仅包括民主国家的新机构的提议；集聚小国家集团（或诸如G20、金砖国家等"俱乐部"）以解决特定问题的"小多边主义"（minilateralism）。多边主义与双边主义、单边主义形成鲜明对比，而政府必须明确在外交政策中采用哪种策略解决特定挑战。双边主义是指仅与另外一个国家合作，而单边主义则指不考虑其他国家而独立行事。

其他术语目前也仍在沿用。例如，诸边协定（plurilateral agreements）是指具有特定利益的有限数量国家围绕特定主题达成的协定。在贸易谈判中，诸边协定的作用愈加明显。多元外交（polylateral diplomacy）是指诸多非国家行为者在外交进程中的参与，它使当代外交更加多元化、更具活力、更为复杂。多元外交在本书中亦被称作多利益攸关方外交（multi-stakeholder diplomacy）。

本指南重点探讨国际组织及其他旨在解决全球卫生挑战的多边场合所实践的全球卫生外交。但是，多边主义亦指由50个国家在1945年签署的《联

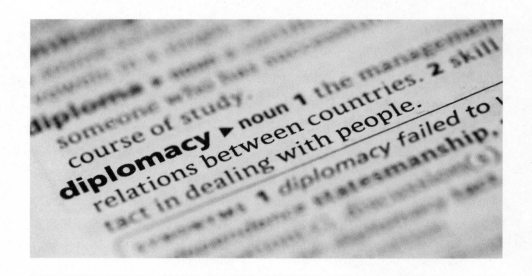

合国宪章》中所提及的自由国际秩序。支撑自由国际秩序的价值观、规范和原则被定义为：经济开放、基于规则的国际关系、安全合作、对改革与变化开放，以及基于自由民主模式的团结（Ikenberry，2018）。

如今，联合国共有 193 个成员国。国家、区域和全球层面的行为者数量日益增多，且都参与到全球决策中。过去的十年，地缘政治力量发生巨变，许多全新的平行多边机构被创立。同时，新兴的通信技术正在遍及全球，这对谈判产生了极大的影响。

亟待解决的全球相关挑战与日俱增，而当前的多边体系仍然变化不定。一些人批判其意识形态前提以及其权力的失衡和包容性的欠缺，一些人要求提高其透明度和公众问责制，而另一些人则谴责其未能果断采取措施应对贫困、移民和气候变化等重大危机。然而，更令人担忧的是，新一轮的民族主义浪潮正在挑战多边体系的本质和必要性。联合国成立于第二次世界大战之后，美国对此功不可没。然而，特朗普政府执政期间，美国刻意与联合国系统、多边程序以及国际协定框架下的部分组织保持距离。上述情况对多边外交体系、各行为者之间的关系及外交官的角色均产生了较大的影响。新型冠状病毒感染疫情凸显了多边机构所面临的日益严峻的挑战，也彰显了多边机构在寻求共同问题解决方案中所发挥的中心作用。

1.2　日益政治化的全球卫生问题

2007 年，七国外交部长一致同意将"以对卫生的影响作为出发点和决定性视角，审视外交政策和发展战略的关键要素，并就如何从该视角处理政策选择展开对话"[①]。

十余年后，全球卫生与外交政策的联系愈加紧密，这对卫生而言同时具有积极和消极的影响。时至今日，诸多国家已将全球卫生纳入其外交政策议程，尤其是在与社会经济发展、安全、人道主义事务、社会公正与人权和全球危机

[①]　2007 年 3 月 20 日，巴西、法国、印度尼西亚、挪威、塞内加尔、南非和泰国七个国家的外交部长联合发布题为"全球卫生：当前时代迫在眉睫的外交政策问题"的《奥斯陆部长级宣言》。

管理相联系的方面。同时，多边卫生的谈判、文件、组织和场合与日俱增。目前，卫生已经成为粮食、气候、能源和水等相关全球谈判的重要部分，是全球和区域峰会讨论的焦点。这主要得益于 2015 年 9 月可持续发展目标获得通过以及七国集团（以下简称 G7）和二十国集团（以下简称 G20）将卫生问题纳入其审议范围。因此，卫生外交官必须学会在诸多不同的环境和机构中采用不同的方法进行谈判。上述情况表明，与所有其他外交一样，全球卫生外交亦具有政治性。全球卫生专业人士对其所称的"全球卫生政治化"（politicization of global health）秉持警惕态度，但认为可以避免这种政治化则是一种错觉。事实上，政治领袖和行为者越来越深入地参与卫生事务，并主要在两个方面发挥影响：①他们构成了为全球卫生寻求政治支持的决定性因素。②若狭隘的地缘政治或意识形态议题盛行，他们也可能破坏全球卫生。新型冠状病毒感染疫情期间，这两类影响都有所体现。此外，共同规范的削弱也会让谈判愈加困难。同时，国家政策其他方面的分歧，如对于移民或妇女权利的不同立场，通常也会对全球卫生谈判产生极大的影响，导致难以达成共识。

近期有很多事例阐释了卫生政治化的积极与消极影响，包括 G20 和 G7 最近召开的一系列会议（参阅框文 2）、世卫组织就初级卫生保健进行的谈判[①]、联合国就全民健康覆盖（universal health coverage）问题进行的谈判[②]、国际移民组织就难民卫生权利进行的谈判以及最近联合国安全理事会（以下简称安理会）就消除"冲突中性暴力"（sexual violence in conflict）进行的谈判[③]。在所有上述案例中，国家立场的不同淡化了卫生目标。

在全球卫生外交中，特定的国家和地缘政治背景一直都起着至关重要的作用。冷战期间，意识形态冲突常见于在联合国和世卫组织进行的谈判中，尤其是涉及国家或私营部门提供卫生保健服务方面的谈判。20 世纪 90 年代以来，阻碍全球卫生发展的立场通常与保护经济利益和产业（如烟草与医药）密切相关，这其中也包括专利和知识产权问题。几乎所有成员国均通过开展卫生谈判

---

① 具体而言指的是促成 2018 年 10 月通过《阿斯塔纳宣言》的谈判（WHO & UNICEF, 2018）。
② 具体而言指的是 2019 年 9 月 23 日举行的联合国全民健康覆盖问题高级别会议中进行的谈判，该谈判促成了一项政治宣言的通过（UN, 2019）。
③ 安理会于 2019 年 4 月 23 日通过的第 2467（2019）号决议。

来促进各自产业政策的制定与实施，或保护其经济利益。然而，它们很少公开通过卫生组织行事，而是更倾向于引述卫生或人道主义论点来达到目的。

自 2020 年初以来，中国与美国的地缘政治局势日趋紧张，成为全球卫生外交的决定性因素，产生了广泛的影响。新型冠状病毒感染疫情期间，美国宣布退出世卫组织，使这一紧张局势达到高峰。另一方面，尽管早期应对新型冠状病毒感染疫情时主要采取了关闭边境、保护主义政策和贸易限制等措施，但新型冠状病毒感染疫情产生的冲击整体上加速了欧洲各国的多边主义与合作。如今，美国已决意撤回退出世卫组织的决定，并遵从承诺建设更强大的世卫组织。因此，我们迎来了加强多边主义的新机遇。

显然，由于意识形态和地缘政治权力的转变，此前通过多边谈判达成的协议、宣言、立场和方法将不再适用。这方面比较典型的案例是人权问题上的持续冲突。民间团体和地方社区的代表期望他们的立场和关切能在正式的谈判中被考虑。同时，社交媒体也鼓励人们对全球事务进行更广泛的辩论和更多的参与。然而，在某些情况下，这会削弱公众对国际体系的信任，或强化关于由谁确定全球优先事项的阴谋论。这可能会给卫生组织的技术与循证工作以及联合国和世卫组织的理事机构以共识为导向的全球卫生外交带来相当大的困难。因此，在进行外交和政策制定时，应将社交媒体作为一个潜在的关键因素予以考虑。

在充满分歧的世界中，全球卫生外交面临的挑战不断加剧。由于新型冠状病毒感染疫情暴发，在 2030 年实现卫生可持续发展目标的可能性变得很小。事实上，近期的主要任务就是弥补新型冠状病毒感染疫情的破坏性影响和部分防疫措施造成的经济损失。

1.3　迈向多利益攸关方外交

可持续发展目标的谈判是一种概念和政治层面的突破，它使联合国框架下侧重于全球挑战的多边外交得以扩展。2015 年 9 月通过的《2030 年可持续发展议程》中，联合国成员国就 17 个相互关联且适用于整个国际社会的可持续发展目标达成一致，特别强调了伙伴关系对实现可持续发展的必要性。

事实证明，卫生既是实现可持续发展目标的重要组成部分，也是实现可持续发展目标后的结果。这彰显了全球卫生外交在后续每轮可持续发展目标相关谈判中的核心作用。最近的事例是 2019 年 12 月在联合国气候变化大会上进行的谈判，以及每年召开的旨在评估可持续发展目标进度的高级别政治论坛。如今，全球卫生议程已成为所有国家面临的共同挑战，而不再单单是发展合作的问题。

相比于 20 世纪 90 年代以封闭式的决策过程通过了 2000 年发布的千年发展目标，可持续发展目标的谈判大不相同。从一开始，可持续发展目标谈判就改变了外交官在联合国中的角色。一种基于开放式工作组的新型谈判流程被推出，谈判席位按地区分配，且必须由几个国家共享；同时，联合协调员小组也被建立。所有这些变化都从根本上改变了权力分配，让发展中国家更有发言权：它们能够在确定未来议程方面发挥引领作用（Dodds，Donoghue 和 Roesch，2016）。

民间团体、学术界、政策网络、智库、私营部门及许多新建立的联盟均融入一个前所未有的包容性进程中，即"新多边主义"或多利益攸关方外交。多边体系最初几乎仅面向国家一级，但如今包括全球卫生在内的大多数国际政策决策领域均开始向多利益攸关方外交转变。新技术的出现让卫生外交以更多样化的方式延伸，进一步推动了权力平衡变化及外交官和其他参与者角色的改变。

1945 年正式生效的《联合国宪章》已承认，联合国经济及社会理事会应考虑与非政府组织协商。这类行为者的数量与其参与程度也在逐年递增。如今，非国家行为者的参与已远超《联合国宪章》中初步设想的范围，囊括制定议程、参与谈判等工作。具有包容性和综合性的可持续发展目标谈判进程已成为吸纳各利益攸关方参与的样板，这种模式也在联合国系统内持续普及。事实上，所有多边进程均期望实现这样的广泛包容性，全球卫生外交亦是如此。此外，新的对接机制已经被建立，从而实现可持续发展目标和多边目标、进程以及各国实施层面的对接。可持续发展目标（尤其是目标 17）强调，需要推动伙伴关系在各治理层面的实施。随着"整体政府"（whole-of-government）与"整体社会"（whole-of-society）的提出以及数字化通信手段的完善，公众参与和创新型伙伴关系将继续构成实现可持续发展目标所需的多利益攸关方外交的重要环节。

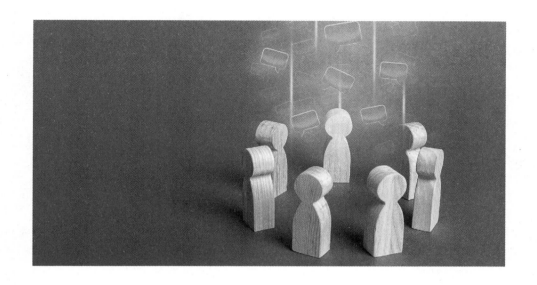

如今，所有联合国高级别会议在筹备阶段均纳入了多利益攸关方论坛，以便为后续的政府间谈判奠定基础。民间团体和社区代表被给予了更多机会，可以参与其中并发表意见。尽管如此，在民间团体参与理事机构议事程序方面，世卫组织仍然落后于联合国框架下的大部分其他机构。不过，部分成员国现在已经将民间团体和青年代表纳入其世卫组织代表团中。只是在某些情况下，国家与民间团体的关系恶化，导致部分批评者认为民间团体的空间"正在缩小"。

联合国大力支持的多利益攸关方外交为私营部门创造了前所未有的机会，使其能够接触联合国并参加审议。然而，民间团体的部分成员对此持怀疑态度，他们担心商业利益可能对此产生不当影响。在全球卫生领域，私营部门也是全球疫苗免疫联盟（以下简称 GAVI）和抗击艾滋病、结核病和疟疾全球基金（以下简称全球基金）等国际组织组成的全新治理机制的一部分（参阅框文 10 和框文 11）。

现在已经取得的新进展是，各城市及其官方部门在全球的活动范围持续扩大（参阅框文 16）。各城市的市长们开始在国际舞台为自己的城市代言，国际组织也开始与更多的城市接触。最初，城市外交旨在宣传和推广城市。如今，各城市已开始参与国际协议的制定与实施，其中最为重要的当属《巴黎协定》。

此外，各市政当局亦与世卫组织携手解决烟草使用等卫生问题。新型冠状病毒感染疫情暴发后，城市作为全球枢纽的角色进一步显现。

1.4 全球卫生外交的治理空间

世卫组织在全球卫生治理体系中占据核心地位，是全球卫生工作的主要领导机构。然而，近几十年来，其他组织和机构也开始直接或间接地参与全球卫生事务，使局势愈加复杂，甚至引发激烈竞争。谈判场合的不同很可能影响国家代表团的组成结构，也在一定程度上影响其立场。在世卫组织中，大多数国家代表团由卫生部牵头；而在联合国、发展机构和世界贸易组织（以下简称世贸组织）中，国家代表团的牵头部门分别是外交部、发展部／署（若有）和商务部。同时，世卫组织本身已进一步扩大了其卫生谈判的参与范围和场合，开始与更多的行为者合作，并拓展了其谈判和解决问题的覆盖面。我们可以将这一复杂的领域分解为三个相互重叠的"治理空间"，如图1-1所示。

全球卫生治理（global health governance）主要指以明确卫生使命为导向的机构及治理过程：首先是世卫组织，其次是一些卫生使命相对狭小但仍较为明确的组织，如联合国艾滋病规划署、全球基金和全球疫苗免疫联

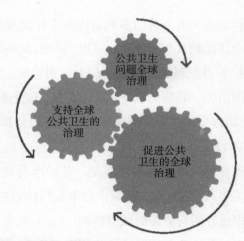

卫生的全球治理
其他领域国际组织的卫生治理

全球卫生治理
专门的卫生组织及其关联组织的治理

全球卫生的治理
国家和地区层面支持全球卫生议程的治理

网络和谈判中心

图1-1　全球卫生体系：治理关系

盟（GAVI）。这些组织的秘书处所扮演的重要角色常常被忽视，而服务于这些秘书处的职员是国际公务员制度中不可或缺的一部分。诸多其他全球卫生行为者的表现也相当活跃，它们大多位于全球卫生治理之都日内瓦。此外，为了应对不断涌现的挑战，一系列研究型组织应运而生。例如，成立于 2017 年的全球伙伴关系组织流行病防范创新联盟（Coalition for Epidemic Preparedness Innovations，CEPI）致力于开发预防未来流行病的疫苗。还有一些新兴治理机构为应对新型冠状病毒感染疫情而设立，如"抗击新型冠状病毒感染工具加速器"（以下简称 ACT 加速器）。它是一个由二十国集团发起的倡议，汇聚了全球卫生治理领域的众多行为者，以期通过研发并公平分配检测设施、治疗方法和疫苗来更快速地抗击新型冠状病毒感染疫情。

框文 1：在世卫组织谈判

　　大多数在世卫组织进行的谈判和决策仍是政府间谈判和决策，同时辅以多利益攸关方外交。可持续发展目标需要非国家行为者的广泛参与，但大多数成员国倾向于支持国家行为者在世卫组织决策中发挥排他性作

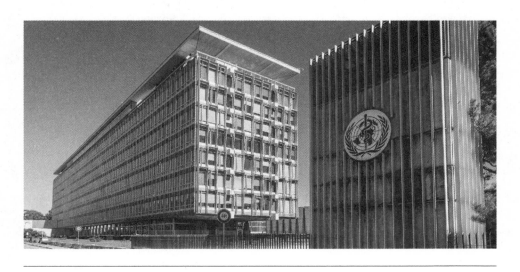

用，尤其是在制定规范和缔约等方面。

世卫组织的核心职能

在世卫组织，卫生外交官的主要谈判场合由世界卫生大会和执行委员会这两个管理机构组成，并由诸多正式和非正式平台提供支持。由于世卫组织处理许多不同领域的事务，因此必须透彻了解世卫组织的核心职能。《世界卫生组织宪章》第2条共列出了22项职能，可汇总如下：

（1）领导与卫生相关的重要事项，并在需要联合行动时建立伙伴关系。

（2）提出国际卫生公约、协定和条例，并就国际卫生事务提供建议。

（3）制定规范和标准，并促进和监测其实施。

（4）制定研究议程，促进有价值知识的形成、转让和传播。

（5）阐明符合伦理和基于证据的政策选择。

（6）提供技术支持，促进变革，形成可持续的制度能力。

（7）监督全球卫生情况，评估卫生趋势。

（8）应对紧急卫生事件。

世卫组织的决策

原则上，世卫组织的决策采取成员国一国一票的投票机制。《世界卫生大会议事规则》和《执行委员会议事规则》规定采用简单多数票原则。但对于通过公约或协定、修订宪章和暂停成员国投票特权等重要事项，须获得出席并投票的成员国2/3多数票方能通过。不过事实上，所有谈判均以达成共识为目标，因此几乎所有的决策均为协商一致后通过。在世卫组织的实践中，这意味着决定的通过并不经过正式投票。但协商一致并不意味着全体一致，而是指所有成员国均正式接受一项决定，而并无成员国主动提出异议或反对。

通常，通过新政策需要一个艰难而漫长的协商过程以达成共识。可能需要从草拟文本中删除措辞强硬的内容，或放弃一些政策选项，以确保通过的决议能被世卫组织成员国接受。组织简报会和协商会有助于促进共识的建立，但这些会议通常只针对成员国。

谈判十分耗费时间。由于涵盖事项较多，且许多国家宁愿不采取新行动也不愿从议程中删除拟讨论的事项，加之讨论时间有限，在制定管理机构会议议程时，确定优先事项历来是一项巨大的挑战。近年来，越来越多的决议是在闭会期间召开的会议上以非正式谈判的方式达成的，而这类会议主要由驻日内瓦代表团组织召开。

从何处获取世卫组织谈判规则？

可从世卫组织《基本文件》（最新版于 2020 年发行）一书中查阅最重要的制度规范。这一纲要性文件定期更新，涵盖了世卫组织的所有法定文件，包括《世界卫生组织宪章》《财务条例》《与非国家行为者交往的框架》《世界卫生大会议事规则》和《执行委员会议事规则》。世界卫生大会和执行委员会的定期会议是世卫组织召开谈判的主要场合。两套议事规则主要列出了：如何确定议程；官员的角色；世卫组织秘书处的职能；全体会议和委员会的事务处理；投票规则。

由于成员国出于各种原因不愿放弃现状，特别是不愿意放弃世卫组织治理的政府间性质，因此很难对上述法定文件进行修订（尤其是《世界卫生组织宪章》）。新型冠状病毒感染疫情暴发后，由于世界卫生大会和执行委员会会议等诸多会议被迫远程召开，更多的新挑战不断涌现。

世卫组织谈判规则反映了什么？

世卫组织管理机构的工作条例让世卫组织可以更好地履行其宪章义务，即担任国际卫生工作的指导和协调机构（第 2（a）条）。

未决问题案例

世卫组织创始人旨在使之成为一个体现卓越的公共卫生组织。因此，虽然执行委员会成员均由成员国任命，但创始人希望其能以个人身份就职。然而，随着世卫组织内外辩论的政治化程度日益加剧，1998年第 51 届世界卫生大会上提出动议，要求将《世界卫生组织宪章》第24 条解释为执行委员会成员作为政府代表行事（尽管最终并未做出该修正）。

上述趋势表明，政治和技术目标间的摇摆不定贯穿于世卫组织的历史。成员国期望世卫组织能够具有规范性、技术性、可操作性和政治敏锐性，这些不同的需求让世卫组织举棋不定。当世卫组织寻求解决卫生问题背后的根源时（如卫生的社会和商业决定因素），这些时常互相冲突的需求尤其值得注意。此外，世卫组织还必须格外小心，以免卷入成员国的冲突纠纷中，这在本次新型冠状病毒感染疫情危机中得到了充分体现。

在 2016 年 5 月第 66 届世界卫生大会上通过的《与非国家行为者交往的框架》是联合国系统内由政府间谈判通过的首个此类框架。《与非国家行为者交往的框架》写入并调整了非国家行为者在官方关系中的观察员地位，但并未从根本上改变第 3 届世界卫生大会以来适用的规则，即允许非政府组织以观察员身份参与世卫组织管理机构的会议并发表观点。目前已发布的专门手册（WHO，2018a）为《与非国家行为者交往的框架》的应用与实施提供指导。然而，一些非国家行为者对《与非国家行为者交往的框架》并不满意，希望能做出改变。

当前的决策程序存在诸多问题。例如，有人建议在每年的不同时期召开管理机构会议，以便将执行委员会的规划、预算和行政委员会会议与执行委员会本身的会议区分开来。如此一来，执行委员会将有更多的时间对规划、预算和行政委员会会议中提出的问题做出响应。但是，该提议尚未落实。

世卫组织决策的有效性取决于成员国寻求共同解决方案的政治意愿。虽然世卫组织通常能够保持其规范性职能（即制定技术规定和标准），但成员国（尤其是强国）间的根本性分歧会阻碍世卫组织的政治决策。世卫组织成立伊始，就必须寻找一套合理方法，使其有效整合已存在的泛美卫生组织。如此一来，世卫组织成为联合国系统中结构最联邦化的机构，各区域负责人直接由该区域成员国选举产生。因此，6 个区域委员会亦是世卫组织至关重要的决策机构。在世卫组织的历史上，当其总部职能被认为是薄弱的时候，这一结构反而可以成为一个有力的保障。然而，人们仍然对世卫组织区域结构的低效率（尤其是在应对紧急情况方面）表示担忧。2014—2016 年埃博拉疫情暴发后，总干事的领导地位在准备和应对疫情及紧急情况等领域再次凸显，但在许多其他领域，决策程序仍然极为复杂。

卫生的全球治理（global governance for health）是指这样一套全球治理机构和程序：它们不一定有专门或明确的卫生使命，但却会对卫生产生影响。此类机构包括但不限于布雷顿森林机构、世贸组织（参阅框文 9）、联合国粮食及农业组织（以下简称粮农组织）、联合国儿童基金会、联合国开发计划署、联合国环境规划署、联合国促进性别平等和增强妇女权能署、联合国毒品和犯罪问题办公室。2018 年，多数上述组织携手实施《人人享有健康生活和福祉全球行动计划》（Global Action Plan for Healthy Lives and Well-being for All），以寻求弥补全球卫生的碎片化问题。近年来，一些卫生问题被推上联合国层面，并由联合国大会高级别会议和安理会讨论解决。此外，卫生在《2030 年可持续发展议程》中的中心地位表明，在实现可持续发展目标的过程中，卫生问题在经济及社会理事会的常规讨论里占据了重要地位。同时，卫生亦是人权理事会反复讨论的议题。（参阅第 12 章了解更多信息）。

全球卫生的治理（governance for global health）是指在国家层面（即部分国家政府采纳的全球卫生战略和卫生外交政策）和区域层面（如欧盟、西非卫生组织和东盟等）成立的、有助于全球卫生的机构和机制。该种治理关系还包括 G7、G20 和金砖国家等政治联盟和跨区域行为者。此外，各国议会联盟使议员近年来在全球卫生领域的作用也与日俱增。（第 7 章详细地解释了区域组织参与全球卫生外交的方式）。

随着谈判场合数量与多元性的增加，要持续应对当下和未来不断涌现的多边外交挑战，就必须具备充足的行政和人力资源。所需资源包括各国政府机构、区域组织内设的专门部门，以及国际组织主要办事处的代表（即常驻代表团）和专业人员。这难免导致拥有充足资源的国家与资源不足的国家之间产生不平等。这种不平等是当前面临的主要挑战，有时甚至会阻碍各成员国达成共识。

同时，国际组织内部需要成立专门部门，管理多边事务，而非仅仅管理捐助者关系。

随着多利益攸关方外交的发展，众多民间团体和私营部门（全球、区域和国家层面）作为非国家行为者开始参与所有这三种治理关系，并施加影响。同时，城市和地方政府也发挥着日益显著的作用。

框文 2：G7 和 G20 的卫生谈判

简介

G7 和 G20 均为多利益攸关方峰会机构，在全球卫生治理方面的作用日益凸显。

G7

G7 由加拿大、法国、德国、意大利、日本、英国和美国组成（欧盟为其非正式成员），自 1975 年开始召开年度峰会，以期促进全球范围内的民主和个人自由。

G7 如何为全球卫生治理作出贡献？

G7 是一个非正式国际组织，无宪章或常设秘书处，主要发挥审议作用。成员国通过每年春末或夏初召开的年度峰会讨论问题。G7 在卫生方面的主要职能包括：

（1）讨论关键卫生问题，并在峰会公报中记录相关结论。多年来，G7 的卫生议程已经扩大。1979—1995 年，G7 主要处理一些筛选后的问题。1996—2009 年，G7 重点处理艾滋病、结核病和疟疾相关问题，随后关注严重急性呼吸综合征和禽流感。2010 年，G7 以孕产妇、新生儿和儿童健康作为议程核心，几年后埃博拉疫情成为焦点。2020 年 3 月 16 日，G7 以视频方式召开紧急峰会，解决新型冠状病毒感染疫情相关问题。

（2）确立指导成员国和其他各方解决卫生政策及其决定性因素的原则和规范，并以此作为方向。G7 已越来越多地处理与饥饿、贫困、核安全和核扩散、生物技术、自然环境、药品、道德、性别平等、气候变化相关的卫生问题。

（3）通过特定的、面向未来的且具有政治约束力的公共承诺做出决策。这些承诺要求部分或所有成员国通过变革或引入政策、支持外部行为者、调动资金等方式采取行动，实现主要卫生目标。1979—2020 年，G7 共通过 435 项核心卫生承诺，平均每年通过 10 项承诺。其中，2006 年在俄罗斯圣彼得堡的峰会通过了 69 项承诺，达到顶峰；2015 年在德国埃尔毛宫的峰会通过了 61 项承诺；2016 年在日本伊势志摩的峰会通过了 85 项承诺；2020 年 3 月 16 日的新型冠状病毒感染疫情紧急峰会通过了 21 项承诺，而 2020 年总计通过了 33 项承诺。

（4）推进国际机构的变革和工作，促进全球卫生治理。1987—2020 年，G7 峰会共提及国际机构 330 次，其中提及世卫组织 110 次，提及联合国 65 次，提及全球基金 61 次。

G7 的决策

G7 的决策很大程度上取决于年度峰会主办国及其他成员国期望从该峰会上看到何种成果。一般而言，主办国会在峰会开始前（最多提前两年）与其他成员国分享其担任 G7 轮值主席国期间的优先事项。自每年 1 月 1 日起，G7 领导人的个人代表会召开数次会议，这些私人代表也被称为"协调人"（sherpas）。通常，首次会议将探讨主办国指定的主题文件，随后逐步发展为探讨在峰会当天或前夕达成的公报草案。峰会期间，协调人将协助各自领导人解决任何未决问题，撰写公报的最终文本。G7 领导人间的讨论和谈判通常持续 2~3 天。当然，领导人之间也可能单独会面，无须协调人和其他顾问出席。峰会结束时将发布达成的公报，各国领导人召开新闻发布会，传达和解释已取得的成果。

G7以协商一致的方式达成决策，不进行正式投票。虽然主办国的偏好及其领导人的能力会明显影响最终结果，但整个过程都将严格遵守公平和集体共识的规范。主办国领导人不会提出可能受到其他G7成员国坚决反对的议程项目或内容。此外，若两个及以上的成员国领导人反对议程提案，主办国最终将撤销该提案。若仅有一个成员国领导人持反对意见，一般会默认该领导人勉强同意该提案，尽管各成员国领导人近年来并未就此类情况明确达成一致承诺。出于国内政治考量，成员国需要展现对某一特定倡议的领导能力，这通常会导致公报内容冗长和重复。领导人通常会自发地在峰会上提出新问题和倡议。若所提的文本内容存在争议，通常会采用其协调人、政务负责人和财务代表提供的备选措辞。

G7会在全年召开多次部长级会议，以消除成员国间的分歧、减轻领导人的任务负担，或就特定、无争议的问题做出决策。例如，G7卫生部长于2006年首次以该方式召开会议，当时共做出14项承诺。而在2015年、2016年、2017年和2019年召开的部长级会议上，所做出的承诺数量分别增加36项、40项、101项和13项。

未决问题

G7仍面临一些未决问题。例如，如何才能重拾2000—2010年期间持续高水平的工作表现？如何才能与民间团体、世卫组织和G20相关联？是否应像其在全球基金所做的一样，将重心放在为贫穷国家（首先是非洲国家）调动资金上；还是应及时采取更多的手段，同时处理道路交通事故、"让人绝望的疾病"和全民健康覆盖等影响发达国家的问题？以及根据可持续发展目标的启示，是否应明确处理影响卫生的决定性因素，包括因性别平等、自然环境和气候变化等引起和导致的卫生问题？

G20

G20 由 G7 成员国、金砖国家（巴西、俄罗斯、印度、中国和南非）、中等强国合作体（墨西哥、印度尼西亚、韩国、土耳其和澳大利亚）、阿根廷、沙特阿拉伯和欧盟组成。国际货币基金组织和世界银行集团参与 G20 的商议，但并非其成员。自 1999 年召开财政部长会议和中央银行行长会议及 2008 年召开领导人峰会以来，G20 始终致力于促进金融稳定，并让全球化惠及所有人。

G20 成员国包括了发达国家、新兴经济体和发展中国家，代表了全球大多数的人口、经济和卫生创造能力。当前，一系列部长级会议、国际组织和民间团体为成员国领导人提供支持。它们也由此通过包容、全面和协同的方式确定卫生议程。

作为一个非正式的国际组织，G20 行使与 G7 相似的职能。

自 2008 年以来，G20 峰会关于卫生议题的讨论与审议范围大幅扩展，尤其是在 2013 年、2014 年、2017 年和 2019 年。2020 年 3 月 26 日，G20 通过视频召开新型冠状病毒感染疫情紧急会议。

2011—2019 年，G20 领导人共通过 75 项与卫生相关的承诺。其中，2014 年在澳大利亚布里斯班的峰会通过了 33 项承诺（均与埃博拉疫情相关），达到顶峰；2017 年在德国汉堡的峰会通过了 19 项承诺（与抗生素耐药性、卫生系统强化和脊髓灰质炎相关）；而 2020 年 3 月的会议共新增了 22 项承诺（均与新型冠状病毒感染疫情相关）。

2008—2019 年，在卫生方面，G20 领导人共提及 G20 成员国内部实体 11 次，提及外部行为者 56 次。外部行为者主要为世卫组织（被提及 17 次）和联合国（被提及 15 次），其他实体被提及次数较少。

G20 的决策

在决策流程方面，G20 与 G7 极为相似。但是，成员国必须从其他 19 个成员国中选出 G20 年度峰会的举办国。因此，G20 中每个成员国举办峰会的频率远低于 G7 成员国。有时，G20 成员国领导人的协调人与其在 G7 的协调人相同。自 2017 年起，G20 每年召开卫生部长年度会议，协助准备和实施领导人的决定。同时，峰会议程已从经济延伸至社会、环境和安全问题，这使得主办国不再能够自由地摒弃传统议程项目，而选择其认为可能更为相关的新议程项目。

1.5 外交官角色的变化

双边和多边外交结构以国际秩序为基础，但可持续发展目标的谈判与通过极大地改变了多边外交的实施。外交不再侧重于代表权，而是与沟通一道，成为管理变革型全球变化与社会参与（包括复杂关系处理）的重要工具。

如今，外交已成为全球治理的一个关键因素。外交官必须从国家和全球层面将各种问题与行为者联系起来。由于各国越来越多的政府部门开始参与国际事务，其民间团体组织也更加具有国际化视野，外交部的职能已从监督所有国际层面官方接触的守门人逐步转变为整体政府和整体社会理念的协调者与推动者。这意味着，越来越多的人在专业外交官的圈子之外参与外交事务。正如一句谚语所言，"现在人人都是外交官"。

与以往相比，使馆与其他外交使团更加积极地参与外联、对话和关系建立。外交官必须有能力与国内外众多传统意义上的非外交行为者互动，同时就相同问题开展双边、多边和多利益攸关方外交。外交部官员必须紧跟国家政策发展和其他部门日益全球化的活动。很多政府部门现在已经下设国际部门，正在逐步扩大其活动范围，如参与可持续发展目标的实施。许多情况下，卫生部率先成立国际部门或全球卫生部门。值得注意的是，在日内瓦，各国政府可向世卫组织指派不同类型的代表，以进行卫生谈判：有时指派外交部代表，有时指派卫生部代表，有时同时指派来自外交部和卫生部的多名代表。成员国代表团的组成结构最终决定了外交的具体目的，即以促进卫生为目标还是以促进其他方面为目标。对于国家代表团和世卫组织等机构而言，寻求适当的平衡是重中之重。

G7 与 G20 的成立，使得协调人及相应的谈判制度应运而生。协调人是国家元首或政府首脑的个人代表，一般为职业外交官或政府高级官员，由各国领导人指定，代表其国家利益，并参与筹备所有峰会所需的协商和谈判。G7 或 G20 的每个成员国仅可指定一名协调人。副协调人一般是指来自同一国家且被指派参与各类筹备会议工作组来处理特定议程项目（包括卫生）的外交官和专家。副协调人（sous sherpas）将为协调人提供支持。

可持续发展目标进程与这个时代的全球挑战要求外交官承担双重职责：促进国家利益和推动国际社会利益。正如卫生和环境等领域明确显示的那样，有必要制定一套方法来保护"全球公共产品"或"全球公共领域"。例如，这适用于气候议程以及"人人可获得新型冠状病毒感染疫苗"的倡议。虽然部分国家采取了单边措施，但我们需要共同保护和管理此类公共物品，使其能惠及所有人，让可持续发展成为现实。新型冠状病毒感染疫情期间，这一点在我们通常所称的"疫苗外交"（vaccine diplomacy）中得到了体现。"疫苗外交"是指通过建立一套机制，确保全球人民均可公平获得新型冠状病毒感染疫苗，其目的与"疫苗民族主义"截然相反。（参阅第 13 章，了解全球卫生外交的更多详情）。

国家元首和政府首脑在全球关键问题方面的重要性越来越大。现在，他们更多地通过举行峰会的方式确定议程，通过声望外交（prestige diplomacy）强调他们的参与。例如，德国前总理默克尔（Angela Merkel）和日本前首相安倍晋三（Shinzo Abe）均因在 G20 和 G7 峰会等众多高级别政治论坛提出全球卫生相关问题而声名鹊起。在这方面，日本起到了巨大的作用，在 2019 年担任 G20 轮值主席国期间积极推进全民健康覆盖。

如今，人们越来越期望外交能更以公民为核心，在为国内公民创造价值的同时，能够通过在国外与国际组织的共同努力，惠及全球社会。国家元首和政府首脑更频繁地利用社交媒体进行外联。例如，部分人推行"推特外交"，不仅是向选民表明立场，也是为了吸引国际受众，顺利推进议程。最近，中国国家主席习近平、伊朗前总统鲁哈尼（Hassan Rouhani）、俄罗斯总统普京（Vladimir Putin）和韩国前总统文在寅（Moon Jae in）开始推行"新冠外交"（corona diplomacy），以提供医疗用品的方式，向许多国家施以援手，有效地参与到所谓的"软实力竞赛"中。

所有这一切均意味着外交部与外交官角色的转变，部分角色甚至被弱化。同时，大多数外交部、大使和代表（驻纽约或日内瓦的联合国代表团）现在已经开设了社交媒体账户，从而更广泛地沟通和传达其意图、政策和成果。一种新型的公共外交（public diplomacy）方式应运而生。

第 2 章 | 全球卫生外交：体系与方法

2.1 界定全球卫生外交

全球卫生外交是指在卫生和非卫生场合，形成多层面、多行为者的谈判过程，以管理全球卫生政策环境。外交是一套组织体系，同时也是一种工作方法。它通常具有政治性，可通过多种渠道推行，旨在实现国家对外政策目标。从广义上讲，外交力求保护国家的海外利益。如今，外交不再仅仅局限于经认证许可的外交官所为，而越来越多地由一系列其他行为者开展，通常通过多利益攸关方外交实现。全球卫生外交亦是如此。

过去的数十年，一个复杂、动态且多元化的全球卫生生态系统开始出现，该系统以在全球层面运作的规范、程序和机构为基础，而全球卫生外交官必须有能力驾驭这一系统。尽管许多强大的行为者已涉足卫生外交领域，但这一领域仍然高度依赖于各国彼此合作的意愿。在多边主义的背景下，全球卫生外交是一把双刃剑，既可增强也可限制行为者的能力。全球卫生领域的领导力常常受当前权力关系的影响。例如，新型冠状病毒感染疫情期间，知识产权规定或疫苗民族主义对卫生产生了极大的影响。

权力不仅决定了世卫组织内部各国间的关系，同时也受大型基金会等其他主要行为者的影响。由于此类大型基金会为全球卫生项目提供了大量的资金，并且可以随时接触全球各地的决策者，因此它们有能力确定全球卫生议程。

通常，我们将外交定义为特定范围内就许多不同主题进行谈判的艺术和实践。全球卫生外交亦是如此，它涉及一系列问题，同时在第 1.4 节所述的治理关系内运作。然而，正如第 3 章所述，全球卫生外交不仅仅是谈判。第 3 章从 7 个方面对全球卫生外交进行了讨论，包括关系的建立与维持、信息的收集、信誉的积累以及卫生软实力的性质。卫生软实力是指通过卫生影响公众舆论的能力。2003 年发起的总统防治艾滋病紧急救援计划（以下简称 PEPFAR 计划）以及 2020 年新型冠状病毒感染疫情期间中国的"口罩外交"都体现了这一点。

全球卫生外交体现了议题外交（issue diplomacy）日益凸显的重要性。首先，它是多边体系中处理与卫生有关集体挑战的谈判过程。全球卫生外交的核心是超越国界的卫生问题，若要通过联合行动成功和可持续地解决这些问题，就需要形成全球协定与联盟。然而，如上文所述，全球卫生外交还涉及许多其他外交进程，如捐助者关系中所展现的双边卫生外交（本指南未予重点讨论）。此外，全球基金、世界银行等机构和低收入、中等收入国家间也存在双边谈判过程。部分情况下，世卫组织会与个别国家签署特殊协定。

全球卫生外交不仅只由经官方授权的外交官和代表国家的卫生官员开展，还涉及全球舞台上诸多其他主要行为者，多利益攸关方外交就是例证。当卫生议题逐渐超出纯粹的医疗和技术领域，成为外交、安全和贸易政策中不可或缺的关键要素时，我们需要新的技能来就全球体制、国际协定与条约进行谈判，维持与诸多其他部门行为者的良好关系，进而促进全球卫生。

大多数外交官都是多面手。参与全球卫生外交时，他们对国际环境与外交进程的熟悉程度对于谈判至关重要。然而，鉴于卫生领域的特殊性质，他们在这一领域的通用知识与经验不足，通常需要卫生部专业人士在医疗与科学专业知识方面给予补充。外交官所应维护的国家利益与"卫生公共产品"所需的团结之间可能会出现冲突，这种冲突在国家代表团内部可能会出现。而"卫生公共产品"应是全球公共卫生行动的首要关注点。

世卫组织是全球卫生的指导与协调机构，因此全球卫生外交仍主要通过各国在其管理机构内的正式谈判来实现，特别是当卫生外交的目的是达成国际协定时。但是，如第 1.4 节所述，上述三种治理关系涵盖了进行全球卫生外交的主要场合。事实证明，此类场合数量的激增，为卫生部内负责国际卫生合作与全球卫生的部门带来了巨大的压力。究其原因，这类部门通常不具备应对不断增长的谈判和与谈判伙伴打交道的能力，亦无法有效应对各政府部门间不断增长的协调需求。在小国家及中低收入国家，这一现象尤为明显。

由于卫生谈判愈加复杂，很多国家已经给其常驻日内瓦的代表团指派了卫生专员（health attachés）。由于卫生等议题日益重要，部分国家的外交部也开始增加相关领域的专家数量。

然而，对于卫生外交官之间以及卫生外交官与非政府组织、学术界、基金会和私营部门等非国家行为者之间的非正式卫生外交，我们不能低估其作用。通常，非正式的多利益攸关方外交会影响正式全球卫生外交的结果。建立良好关系是多利益攸关方外交的关键能力之一。日内瓦、纽约等谈判中心汇集了大量的活动与外交接待，创造了众多非正式外交和信息收集机会。在这些地方，建立良好关系至关重要。第 6 章详细分析了非国家行为者的作用。

案例：新型冠状病毒感染疫情为全球卫生外交带来如下诸多挑战。

新型冠状病毒感染疫情期间全球卫生外交面临的诸多挑战在很大程度上反映了过去十年多边体系所经历的困难。疫情之初，全球相关合作的缺乏就体现了这一体系的脆弱性。这一消极趋势因美国提出退出世卫组织而进一步加剧。

即使美国新总统履新，要确保世界安全和人人获得新型冠状病毒感染疫苗，全球卫生外交仍面临巨大的挑战，包括世卫组织的未来、为疫情的预防与应对制定新的法律基础、对《国际卫生条例》可能的进一步修订以及为公共产品融资所需的全新方法。

目前，已建立的应对上述挑战的新机制有：世卫组织下设的委员会（在新型冠状病毒感染疫情期间审查《国际卫生条例》的作用）、ACT 加速器（用于加速开发并公平分配新型冠状病毒感染检测工具、药物和疫苗的新型全球协作模式）、COVAX 机制（致力于新型冠状病毒感染疫苗集中采购和公平分配的全球风险分担机制）以及新的政治联盟和筹款倡议。欧盟在其中也发挥了重要的作用。

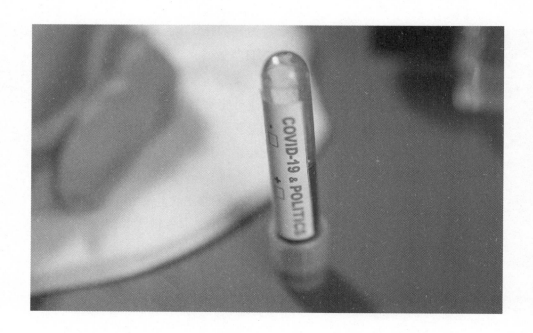

2.2　当代理解全球卫生外交的基础

　　全球卫生架构取决于三大支柱：治理、文件和外交。三大支柱之间的相互联系日益紧密，构成 21 世纪全球卫生的重要推动力。

　　全球卫生的历史基础可追溯至 19 世纪下半叶。1851 年国际卫生会议在法国巴黎首次召开，1863 年第一个人道主义卫生组织——红十字国际委员会成立，1892 年起各种国际卫生公约开始获得通过。

　　20 世纪上半叶，全球卫生领域的两个开创机构诞生，它们是成立于 1907 年的国际公共卫生局（International Office of Public Health）和成立于 1923 年的国际联盟卫生组织（League of Nations Health Organization）。第二次世界大战结束后仅一年有余，《世界卫生组织宪章》于 1946 年 7 月 22 日在纽约通过，将世卫组织的首个法定职能确定为担任国际卫生工作的指导和协调机构。1948 年，宪章正式生效，世卫组织开始在瑞士日内瓦运作。

　　然而，我们如今对全球卫生的理解是在 20 世纪后几十年才开始逐渐形成的。全球化、跨国商业利益、卫生决定因素的跨境性质、艾滋病等全球流行病和烟草的使用、卫生日益提高的政治地位、参与卫生议题的国际行为者数量的激增等外部因素激发了对全球卫生合作的更高需求和期望。

20世纪末至21世纪初，全球卫生出现新的双向动态。

（1）全球范围内影响卫生的跨国因素在数量与强度上激增。日益增多的国际贸易、跨国公司、国际旅游、运输与通信加速了人员、物品、服务、信息与生活方式的跨境流动。不平等、气候变化、食品安全、传染病复发和大规模移民等全球威胁对人类的健康与福祉产生了巨大的影响。由于全球化的益处分配不均，2008年金融危机及许多国家随后采取的紧缩政策进一步加剧了不平等。

（2）现在人们已更清楚地认识到，健康直接和间接地为经济增长、可持续发展以及国际的安全、稳定与和平做出了巨大贡献。新型冠状病毒感染疫情对经济的影响广泛而深远，再次凸显了卫生的重要作用。此外，卫生行业已成为全球最大的行业之一。2015年，全球年均卫生支出达7.1万亿美元。到2020年，这一数值将飙升至8.7万亿美元。此外，卫生亦是公共融资的关键部门，是家庭支出的一个主要领域（Deloitte，2019）。因此，在大多数国家，卫生在国内和外交政策议程框架内均占据重要位置。

同时，全球卫生领域出现了两种截然不同的方法：①侧重于提升发展中国家的卫生状况，即以可持续发展目标为基础，通过发展援助提供资金，并日益得到大型慈善机构的支持。②因新型冠状病毒感染疫情而得到重视，即关注所有国家，以及这些国家内部和彼此之间的健康不平等，还有超越国界的卫生议题，并呼吁影响人类健康的全球力量做出反应。卫生、经济和社会因素之间的这种动态联系仅靠单个国家或区域根本无法处理，关键在于建立一套基于多边与多利益攸关方协调行动的全球解决方案，这在全球卫生危机与疫情的背景下尤为关键。

如今，关于如何理解全球卫生的辩论正如火如荼地进行。全球政府与社会（尤其是南方国家）不再愿意接受其最初并未参与制定的全球卫生方法，也不愿接受由他人"为"其制定的项目。由于许多全球卫生专家和组织仍集中在发达国家（即北方国家），因此全球卫生的"去殖民化"（decolonization）呼声开始出现（参阅框文3）。

框文 3：全球卫生外交的去殖民化

近年来，全球卫生的"去殖民化"呼声涌现，有人将全球卫生描述为一个根深蒂固的"殖民主义"领域。大学生组织各类大会，质疑全球卫生不顾史实与去政治化的教学。期刊文章批判在开展研究、发布研究结果时缺乏包容性。例如，在关于非洲卫生问题的科研论文中，非洲研究人员的比例严重不足。

何为"去殖民化"？至少有两种主要解释。从传统观点来看，"去殖民化"是指一个国家对另一个国家领土统治的结束。就此来看，大多数国家（尤其是南方国家）已经完成了"去殖民化"。但是，在一篇影响力较大的论文中，"去殖民化"被定义为"逆转欧洲帝国的扩张进程及其政治、经济、社会、文化和语言后果"（Bismarck，2012）。简言之，这种"去殖民化"是指回归一个民族的本土根源。虽然语言、文化等殖民历史的残余很难被完全根除，但这并不意味着反映在现代资本主义、性别歧视、种族歧视和全球化中的殖民主义遗产不能被明确承认和挑战。

"去殖民化"对于全球卫生同样至关重要。这一概念源自拉美学界，用于质疑西方知识与文化的普遍性与优越性。几个世纪以来，绝大多数人类的医药知识和当代的全球卫生理念都来源于西方，其他知识生产体系被极大地忽略了。因此，在全球卫生领域，"去殖民化"是容纳更多非西方国家与土著群体观点进而实现更多元化卫生愿景的途径。希望在消除这种以欧洲为中心的观念后，能够形成包容和尊重不同民族及其文化的卫生干预措施、政策、实践与研究安排。有人认为，缺乏这种包容和尊重导致了国际社会在应对 2014 年西非埃博拉疫情的过程中产生了"缺乏信任的叙述"（Richardson，McGinnis 和 Frankfurter，2019）。

全球卫生外交应如何"去殖民化"？虽然西方世界对南方国家的地缘政治殖民已基本结束，但殖民主义遗产仍以新自由主义政策、性别歧视、白人至上和生态破坏等方式盛行，甚至至今仍在加剧各国内部以及不同国家间的卫生不平等。若要解决非传染性疾病、性健康和生殖健康等亟待解决的全球卫生问题以及气候变化对卫生的长期影响，那么各国间的多边和双边卫生谈判必须承认并积极解决权力失衡背后的长期根源问题。

此外，卫生外交平台应更具包容性和公平性。发展中国家仍无法摆脱与前殖民者（即当前的援助方）之间的不平等关系，这种关系主导了全球卫生的决策（无论是联合国层面还是全球基金等公私合作伙伴关系组织层面）。因此，有必要进行改革，让所有国家（无论贫穷与否）均享有平等发言权。2017年，世卫组织总干事由世界卫生大会（即所有国家）而非执行委员会选举产生，这是迈向这一方向的举足轻重的一步。然而，尚需采取更多措施，使全球卫生领导、治理和外交更具包容性、更加多元化。

最后，将非殖民主义的视角应用于卫生外交领域也有助于发现谈判桌上"太强势"或"被忽略"的声音。除国家政府外，还有无数行为者参与"新殖民主义"行为，过度或不适当地影响全球卫生政策。这些行为者包括多边开发银行、跨国公司、慈善基金会和精英智库等。与此同时，全球卫生谈判中还有许多被吞没的声音，它们来自妇女、性少数群体、少数民族、土著群体、发展中国家社会运动等。有人认为，实现全球卫生外交去殖民化的关键在于，确保谈判空间不受"新殖民者"影响，为被殖民和被压迫群体创造更多的谈判机会。这是使得全球卫生真正实现全球化至关重要的第一步。

★《勃兰特报告》(The Brandt Report)) 于1980年提出术语南方国家（Global South）和北方国家（Global North）。《勃兰特报告》由联邦德国前总理维利·勃兰特（Willy Brandt）领导的独立委员会编撰。

资料来源：
参阅附录B"有关全球卫生外交去殖民化的出版物"的相关章节。

2.3 全球卫生外交体系

全球卫生外交独特的制度机制与工具构成了更广泛外交体系的一部分，二者相互交集、彼此依存。第1.4节阐述了全球卫生外交的三种治理关系，行为者在三种治理关系内进行谈判、做出决策。同时，该章试图提出全球卫生复杂、动态的生态系统这一总体概念。

纵使近年来多边主义被弱化，各国在联合国系统的框架下进行谈判仍是全球卫生外交的主要途径。鉴于世卫组织"协调国际卫生工作、制定规范与标准"的宪章义务、由各国代表授权的高度合法性以及其制定条约的权力，世卫组织仍是全球卫生外交的主要渠道。同时，世卫组织也已成为多利益攸关方卫生外交不可或缺的平台。例如，一年一度的世界卫生大会将来自全球的4 000余名与会者齐聚一堂。在这样的场合，"人人都是卫生外交官"这一说法可谓名副其实。

世卫组织的全球卫生外交遵循外交代表与交流实践的一般惯例。目前，世卫组织共有194个成员国，严格按照联合国普遍性原则开展工作，即无论成员国的大小与发展水平如何，每个成员国均只有一票投票权。与许多其他外交场合不同，尽管世卫组织在原则上可以要求进行投票表决，但其谈判的主要目的是达成共识。

在世卫组织，其秘书处提出的以价值为导向、以证据为基础的建议和其成员国的外交政策利益以及其管理机构中代表各国的卫生部所具有的特定国家利益之间，时常出现分歧与冲突。多数情况下，由驻日内瓦外交代表团的卫生专员进行日常谈判。若遇重大会议或需要通过重大决策时，大使或部长等更高级别的代表将参与其中。各国的常驻代表团（如常驻日内瓦代表团）或谈判官接受政府指示，并力求确保谈判成果反映国家的立场与利益。较小规模代表团的有效性在很大程度上取决于卫生专员的个性与接洽方式，而较大规模代表团更多地通过其外交机构进行运作。

世卫组织等的秘书处是谈判成功与否的关键所在。制定提案的方式会让结果大相径庭：若以透明的方式提出提案，包括获取其他成员国、民间团体和私营部门的支持，并与其开展对话和协商，则该提案很可能在管理机构内取得更快的进展。各组织的秘书处需要不断磨练，了解提案提出的时机和方式，

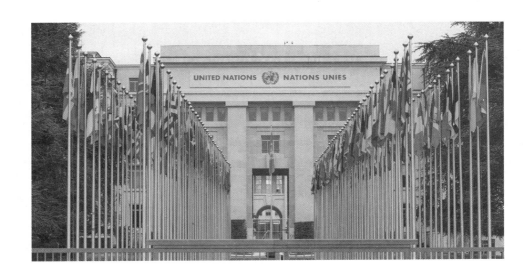

进而确保取得卫生外交的成功。

国家层面适当的机制、程序和战略对于全球谈判的成功至关重要。良好的全球卫生始于国家内部。国家关于全球卫生的政策框架可以为其他层面的谈判指明方向，同时各国政府中负责全球卫生事务的部门也可以为其提供支持（参阅第8.4节）。

这些政策框架可以着眼于从整体上解决全球卫生问题，也可以是需要国内和国际共同合作的有关具体议题的国家战略，如抗生素耐药性问题。国际谈判的成功还取决于国家对个别组织的信任，这种信任的程度往往可从官方审查的结果中得知，如英国的多边援助审查（multilateral aid review）与多边组织绩效评估网络（multilateral organisation performance assessment network）均旨在审查多边组织的绩效、评估国家的规划与战略。

卫生谈判通常需要卫生与外交政策（以及其他领域的政策）互动，卫生专员所扮演的角色日益重要。这些外交官将向所在国家的官员汇报情况，筹备谈判，并常常直接参与在日内瓦和纽约进行的谈判。

日内瓦是众多全球卫生组织的总部所在地，被称为全球卫生治理之都。大多数国家与其他主要全球卫生行为者均在日内瓦派驻代表。日内瓦提供了一个良好的环境，有助于各国和其他行为者轻松建立关系，并通过正式和非正式渠道为谈判做好准备。不过，全球卫生谈判也越来越多地在纽约的联合国总部进行，特别是考虑到卫生是可持续发展目标（特别是目标 3）的一个重要组成部分。在一些情况下，卫生议题非常重要，以至于它们将会被呈交联合国大会、安理会或特定的高级别峰会讨论审议。其他重要场合还包括 G7 和 G20 会议及特别峰会。一些批评者指出，大多数卫生组织均设在日内瓦（即位于北方国家），但其需解决的大多数挑战却出现在南方的中低收入国家。值得注意的是，一些低收入国家在日内瓦并未派驻代表。[①]

与外交的其他方面一样，全球卫生外交体系不仅管理各国间的（双边和多边）关系，亦管理国家与其他行为者间的关系。多利益攸关方外交的重要性不断增加。民间团体特别希望能够提高其参与度并落实透明制、问责制，但大型援助方与基金会并非总能做到这一点。近来在日内瓦成立的许多全球卫生组织，均是基于利益攸关方和选区来治理的。例如，全球基金的董事会共由 28 个席位组成。其中，10 个席位来自援助方选区（donor constituencies），10 个席位来自执行方选区（implementer constituencies），剩余 8 个席位则来自不具有投票权的成员，包括民间团体等一系列其他全球卫生行为者。

虽然全球卫生行为者（包括世卫组织）常常为获取稀缺的援助资源而展开激励竞争，但这些行为者都依赖世卫组织以期能完成使命，包括依赖世卫组织对其工作规范与标准的支持、世卫组织国家办事处所提供的技术支持，有时甚至仅仅是需要世卫组织的支持及其成员资格和共识方法所传达的合法性。作为全球卫生的指导与协调机构，世卫组织已对全球卫生领域参与者数量的增加做出响应：它承认非国家行为者对全球卫生所做出的贡献，鼓励其开展一系列保护和促进国内外公共卫生的活动，并以此为契机，与之建立友好关系。世卫组织与非国家行为者的关系受《与非国家行为者交往的框架》的约束与管辖。该框架旨在加强世卫组织与非国家行为者（非政府机构、私营部门、慈善基金会和学术机构）的关系，同时保护世卫组织的工作不受利益冲突、声誉风险与不当压力的影响（参阅第 6 章，了解更多全球卫生外交场合与行为者的相关信息）。

---

① 瑞士外交部定期更新的日内瓦所有组织与代表处名单：https://www.eda.admin.ch/dam/mission-onu-omc-aele-geneve/en/documents/GI--en-chiffres_EN.pdf。

2.4 全球卫生外交体系中的关系

各国参与正式和非正式的全球卫生外交有多种方式。事实上，许多开展外交的方式在一般情况下均适用于卫生外交。各国间以及各国与其他希望影响谈判进程的行为者间权力的不平衡通常会影响（有时甚至会决定）谈判结果。尽管过去的数十年经历了诸多困难与挑战，但整体而言，各国与其他行为者始终希望进行谈判，并取得积极结果。然而，多边主义承诺的日益削弱使得通过不同外交方式推动议程进展的过程愈加困难。一个明显的迹象在于，现在很难通过大型会议达成一致结论。尽管各国正在形成各类新的联盟，但原本建立起的良好的全球卫生外交体系已被打破，因美国退出而造成的领导力空缺仍未填补。

大多数情况下，多种不同的外交渠道会被同时采用，以推进议程进展。如前文所述，正式与非正式谈判也即一轨外交（track-one diplomacy）和二轨外交（track-two diplomacy），通常会同时进行。为了阐释立场、考验可能形成的联盟，国家（及其他利益攸关方）有时会"挑选论坛"（forum-shopping），即在不同的谈判场合与不同的层面提出对其较为重要的议题。（当然，该进程取决于其在各场合的影响力）。若进展顺利，此类谈判可以相互促进，甚至实现外交突破。不过，此类谈判也有可能会失败，如 2020 年的 G7 与 G20 全球卫生谈判便以失败告终。

多数国家通过多边方式与联合国系统内的各机构接触（参阅第 6.3 节）。

世卫组织是全球卫生规范与标准谈判的主要机构。通常，此类谈判的优先事项由各国政府确定。在联合国框架内，各国政府名义上通过平等权利参与谈判（即遵循一国一票的原则）。在议题被呈交世卫组织前，通常会举行双边及区域层面的预备性谈判。联盟在上述各层面中形成，以推进议程。同时，全球卫生外交还会在布雷顿森林体系中开展，如世界银行就卫生融资事宜开展全球卫生外交。此外，GAVI、全球基金和国际药品采购机制（International Drug Purchase Facility）等特定的卫生组织也会开展全球卫生外交。

联合国艾滋病规划署由联合国经济及社会理事会成立，是联合国系统内唯一一个共同赞助的联合方案，由项目协调委员会（Programme Coordinating

Board）指导。该委员会治理结构独特，规模较小但包容性较高：由成员国、捐助方、民间团体代表、艾滋病病毒感染者和艾滋病病人组成。值得一提的是，项目协调委员会的非政府组织代表与成员国和捐助方享有同等地位。这样的安排有助于实现全球卫生治理的去殖民化。

全球基金是受瑞士法律约束的私营基金会，它已获得瑞士政府授予的准政府间机构的地位。全球基金旨在加速艾滋病、结核病和疟疾等传染病的终结，同时与其管理机构内具有代表性的各国政府、民间团体、技术组织、私营部门及受上述疾病影响的人员展开合作。

在全球基金或 GAVI 的谈判中，一国的发展水平将决定其以何种身份参与谈判：援助方、受援方或执行方。谈判通常采用选区代表模式（参阅框文 10 和框文 11）。如今，在所有组织与谈判场合中，多利益攸关方外交将越来越多的行为者纳入，包括大型基金会、学术机构、私营部门与非政府机构。虽然最终决策将由国家做出，但这些利益攸关方的参与推动了一系列沟通，这往往是实现成功谈判不可或缺的要素。此外，多利益攸关方外交还通过公私合作伙伴关系和联盟等方式进行，如 ACT 加速器就集聚了政府、科学家、企业、民间团体、慈善家与全球卫生组织。

如今，G7、G20、金砖国家、英联邦等国家集团峰会在全球卫生外交中扮演了越来越重要的角色。国家元首与政府首脑开始越来越多地参与与卫生议题相关的多边谈判。我们通常将其称为"俱乐部外交"（club diplomacy），即成员仅限于特定的国家集团，并由轮值主席国决定邀请哪些国家参与谈判。最近的几次 G7 峰会就给予卫生议题以极大的关注（尤其是在法国、德国与日本担任轮值主席国期间）。同样，自 2017 年 5 月 G20 首次卫生部长会议在德国柏林召开后，这一会议被定期举行。此外，卫生部长与财政部长的联席会议亦被组织召开。近年来，G7 与 G20 峰会的公报越来越频繁地提及卫生议题。然而，由于新型冠状病毒感染疫情逐渐政治化，现在已经很难通过这类峰会就全球卫生议题达成协定。

大多数国家均可参与与卫生相关的双边协定谈判。双边谈判通常是关于如何确保从世界银行、国际货币基金组织等援助方或大型资助机构获得财务支持。但考虑到卫生服务获取以及卫生产品安全等议题都具有一定的跨国性质，双边谈判亦可能涉及上述议题。这些谈判往往囊括多利益攸关方：不仅有南南谈判，也有北北谈判与南北谈判。中国已经制定了一套全新的混合模式，即利用"一带一路"倡议共建"健康丝绸之路"（参阅框文 5）。

各国亦可参与区域协定的谈判，如在欧盟内（这一区域内此类协定通常比较具有约束力）或在欧盟与非盟等不同区域间。在多边谈判中，区域集团的成员通常需要就其立场进行谈判，并达成一致。但如今，双边贸易协定（通常包含卫生相关条款）的数量正在日益增加。这是由于区域贸易协定可能会对卫生产生显著的积极或消极影响，因此通常难以通过谈判达成一致。不过总体来说，在推进全球卫生议程方面，区域集团可以发挥关键作用。最新案例包括加勒比共同体对于非洲传染病议题的处理，以及欧盟在应对新型冠状病毒感染疫情方面发挥的重要作用（参阅第 7 章）。

上述分析表明，卫生外交与经济和商业外交的重合部分愈加凸显。经济外交关注的是跨境卫生问题背后的决定因素，如怎样刺激经济增长（尤其是对最贫穷国家）。商业外交主要包括促进出口、吸引境外直接投资、获取原材料等。随着药品获取和全球卫生供应链的重要性日益凸显，经济和商业外交与卫生领域的关系也愈加密切。分析人士指出，当代外交一开始便受到商业的影响，且经济和商业外交的优先性在近年来有所提升（Berridge，2015）。此外，在知识产权保护、抗生素耐药性、非传染性疾病、营养政策等诸多领域，卫生外交已与经济和商业外交紧密结合。但是，要实现国家代表团内部及国际组织之间在上述工作中的协同，仍需继续努力。世卫组织、世贸组织及世界知识产权组织在获取药品方面的三方合作就是一个范例。

同时，各国对于召开卫生部长与财政部长联席会议（如在 G7 与 G20 层面）的需求也不断增长，希望以此获得落实全民健康覆盖以及防备和响应疫情所需的资金。这也进一步凸显卫生外交与经济和商业外交的融合趋势。大多数国家已在一定程度上实现经济和商业外交同卫生外交的一体化，且这不一定会带来消极的结果。新型冠状病毒感染疫情下，全球供应链问题便是例证。例如，欧盟最近颁布的一项兽药指令旨在打击抗生素耐药性。然而，这对美洲和大洋洲产生了极大的影响。因为美洲和大洋洲的一些贸易伙伴未将部分饲料添加剂划定为抗生素，而在新的欧盟指令中它们却被归类为抗生素。在此情况下，一系列商业因素开始发挥作用，包括以牺牲进口为代价来保护国内的生产商。

对于彼此间未建立外交关系或外交关系极为紧张的国家而言，卫生外交（尤其是与科学外交结合）是其实现沟通与互动的有效渠道。在美国，"三轨外交"（track-three diplomacy）常被用来形容齐聚专家、科学家与公民的外交方式，这种外交方式亦被称为"民间外交"（people to people diplomacy）。此类外交在民间进行，旨在帮助更好地理解他人立场。诸多全球卫生会议为此类外交提供了平台。然而，与其他类型的外交一样，受新型冠状病毒感染疫情影响，它们变得难以开展。但是在危机情境和人道主义外交中，这种以中立和独立的行为者作为中间机构的第三方外交（third party diplomacy）还是非常关键的。

如前所述，其他类型的外交也与全球卫生的发展和进步密切相关，如危机外交、人道主义外交、科学外交和气候外交。有必要谨记的是，外交官会轮换并从诸多外交环境中汲取经验。例如，许多外交官在担任常驻纽约联合国总部的代表团代表后，会前往日内瓦履职。外交官积累诸多经验，对于卫生谈判而言，无疑是一笔巨大的财富。

2.5 数字外交

如今，各国越来越多地利用数字外交（digital diplomacy）向更多的受众宣传其立场（此前通过公共外交实现），进而影响谈判。数字外交包括通过电子媒介（如网站、播客和博客）与社交媒体（尤其是脸书和推特）接触其他谈判人士、公众与记者。数字外交的渠道主要包括涉及安全议题的"网络外交"（cyber diplomacy）[1]、涉及各国通过创新中心进行互动的"科技外交"（tech and science diplomacy）[2]、使用"大数据"[3]影响外交与国际事务的"数据

---

① https://www.diplomacy.edu/blog/web-discussion-summary-applicability-international-law-cyberspace-do-we-know-rules-road.

② https://www.diplomacy.edu/innovationhubs.

③ https://www.diplomacy.edu/blog/impact-big-data-geopolitics-negotiations-and-diplomatic-modus-operandi.

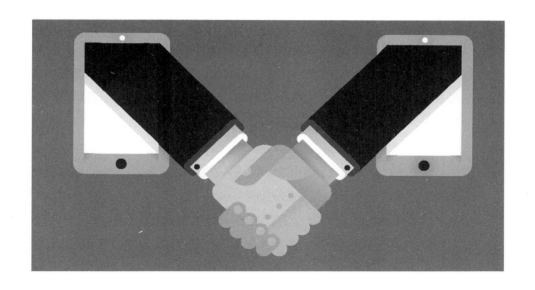

外交"（data diplomacy）^①以及涉及经济议题的"电子商务"（e-commerce）^②。

非国家行为者常常通过社交媒体进行数字外交，说服（甚至迫使）外交官在谈判中采纳某一特定立场。例如，社交媒体在无国界医生组织于 2010 年发起的"别碰我们的药！"运动（"Hands off our medicine!" campaign）中占据了重要地位。这一运动旨在阻止欧盟与印度签订一项贸易协定，因为这项贸易协定可能会限制用于治疗结核病与其他疾病的药品的非专利生产。此外，社交媒体在 2019 年第 72 届世界卫生大会有关市场透明化改革的谈判中也发挥了重要作用（参阅案例研究 A）。今后，各种外交实践中还将越来越多地使用各类基于网络的新工具。

在最近世卫组织总干事与联合国教科文组织总干事的选举中，推特外交（twitter diplomacy）扮演了重要角色。目前，大多数联合国高级职位候选人都在推特上积极参与竞选。此外，越来越多的国家元首与政府首脑、部长及外交官通过推特与更多的受众分享其观点与立场。同样，国际组织负责人也利用社交媒体展示其工作与政策。新型冠状病毒感染疫情期间，世卫组织总干

---

① https://www.diplomacy.edu/datadiplomacy/policyresearch.

② https://www.diplomacy.edu/e-commerce.

事经常通过社交媒体分享动态。

社交媒体的作用在所谓的全球议题外交（global issue diplomacy）中越来越凸显。在全球卫生外交的框架下，这意味着将部分特定疾病（如艾滋病）或一系列其他疾病（如非传染性疾病或被忽视的热带疾病）作为议程的重中之重，以确保谈判各方接受某一特定方法（如全健康，即全民健康覆盖），或提醒杜绝歧视（如全球妇女卫生工作者组织）。此外，社交媒体对于新的融资方法也至关重要，为支持应对新型冠状病毒感染疫情而发起的"同一个世界：四海聚一家"公益音乐会便是很好的例证。

在全球卫生领域，广泛的社会参与具有十分重要的意义。专注于发展议程的民间团体期望各国政府支持与全球卫生、人类发展、人权等问题相关的倡议。过去的几年，活跃在全球卫生领域的非政府组织数量激增。如今，这些组织也利用社交媒体吸引投资、采取行动，并落实问责制。此外，这些组织已开始发起许多新型的全球募资活动，如"同一个世界：四海聚一家"公益音乐会和"全球公民"运动。这些活动为由世卫组织与全球部分慈善基金会共同成立的新冠病毒协同响应基金（COVID-19 Solidarity Response Fund）募集了 2.3 亿美元资金。

虽然社交媒体为各类背景的公众提供了评论外交政策的机会（亦可忽略这类机会），但也可能会使谈判者遭受巨大的道德压力，面对高度情绪化的回应，甚至是恶毒的人身攻击。世卫组织已就信息疫情（infodemics）对卫生领域的负面影响发出警告，这种信息疫情是指与特定话题相关的信息量在短时间内呈指数级暴增。新型冠状病毒感染疫情的暴发与随之而来的应对措施带来了一场大规模的信息疫情：信息过剩，且部分信息准确部分信息不准确。这使得人们在最需要信息的时候难以获得可信的信息源头和可靠的指示。全新的信息环境也为外交官带来了更多的挑战。因此，世卫组织决定每周举行三次有关应对新型冠状病毒感染疫情的新闻发布会。目前，世卫组织仍在持续召开此类新闻发布会，同时将其与强大的社交媒体与外联工作有机结合。

第 3 章 | 全球卫生外交的维度

　　将全球卫生外交分为 7 个维度，有助于我们理解在全球卫生外交领域做出的努力，如图 3-1 所示。

- 面对其他利益，通过谈判改善健康与福祉
- 建立支持健康与福祉的新治理机制
- 建立支持健康与福祉成果的联盟
- 建立和管理与援助方、利益攸关方之间的关系
- 应对公共卫生危机
- 通过健康与福祉改善国家间关系
- 促进和平与安全

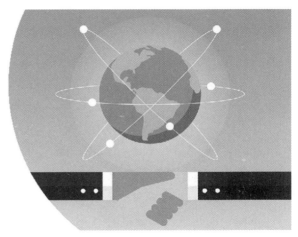

图 3-1　全球卫生外交的 7 个维度

3.1　面对其他利益，通过谈判改善健康与福祉

　　世卫组织是全球唯一一个能制定规范、标准并通过条约的国际卫生组织。因此，世卫组织层面的全球卫生外交意义重大。在其他利益面前维护卫生利益是一个具有高度政治性和敏感性的问题，需要充分筹备。这一点在世卫组织《烟草控制框架公约》（2003 年通过）的谈判中得到了充分体现。为确保卫生议题在可持续发展进程中的优先性不会受到短期的政治考量和商业利益的威胁，我们需要证据、远见和判断力。新型冠状病毒感染疫情向我们证明，

除了要有强有力的正式授权外，像世卫组织这样的机构还需具备强大的工具来应对卫生危机。否则，对于各国具有普惠性的解决方案可能会由于地缘政治与国家利益的阻碍而无法实现。因此，在进行每轮全球卫生谈判前，外交官必须评估利害关系、做足准备，以战略性的方式解决问题。

政治、经济与商业利益的相互作用给全球卫生外交谈判带来了巨大的挑战，下文将介绍四个典型事例。

药品的价格透明度：2019 年 5 月，世界卫生大会通过具有里程碑意义的 WHA72.8 决议，该决议旨在提高药品、疫苗和其他卫生产品的市场透明度。它是在经历了一系列极具争议的谈判后达成的，部分成员国因政治问题与程序原因退出了最后一轮谈判。根据决议要求，成员国与世卫组织需建立相关系统，收集并分享价格、销量、专利、公私部门研发成本、研发补贴以及其他信息（参阅案例研究 A）。

难民与移民的健康：在第 72 届世界卫生大会上，成员国审议并注意到了《促进难民和移民健康：2019—2023 年全球行动计划草案》（Promoting the health of refugees and migrants: draft global action plan, 2019—2023）。虽然成员国的最初意图是同意达成决议，但在冗长的辩论中，大家发现政治格局的改变和移民问题本身的感情色彩使各代表团的观点无法调和。部分国家认为自己尚未做好履行行动计划的准备，因此草案是唯一可接受的结果。

知识产权：诸多与知识产权相关的全球卫生外交都出现在如世贸组织等非卫生场合。一个典型的例子是 1995 年的《与贸易有关的知识产权协定》（以下简称《TRIPS 协定》），经过多轮谈判才促成协定的诞生。在这一轮轮的谈判中，我们意识到面对政治、经济和商业利益，公共卫生需求必须得到大力支持。

新型冠状病毒感染疫情应对：在 G7 或 G20 等政治谈判场所，有关流行病的集体应对措施越来越难以达成一致。这在中美两国出现地缘政治僵局、美国对世卫组织持批评态度的情况下尤为如此。

资料来源：

Bernes TA. COVID-19: the failure of G20. In: Centre for International Governance Innovation [website]. Waterloo，Canada: Centre for International Governance Innovation; 2020（https:// www.cigionline.org/articles/covid-19-failure-g20，accessed 14 September 2020）.

Severoni S, Kosinska M, Immordino P, Told M, Kökény M, editors. Health diplomacy: spotlight on refugees and migrants. Copenhagen: WHO Regional Office for Europe; 2019（http://www. euro.who.int/en/publications/abstracts/health-diplomacy-spotlight-on-refugees-and-mi-grants-2019，accessed 14 September 2020）.

Watal J, Taubman A, editors. The making of the TRIPS Agreement: personal insights from the Uruguay Round negotiations. Geneva: World Trade Organization; 2015（https:// www.wto.org/ english/res_e/publications_e/trips_agree_e.htm，accessed 14 September 2020）.

3.2　建立支持健康与福祉的新治理机制

在 21 世纪到来之际，联合国艾滋病规划署、全球基金、GAVI 等新组织纷纷建立，这些组织目前已经有了较高的地位。它们的成立与发展离不开各国与其他伙伴在世卫组织、联合国、G7 与 G20 层面的谈判。在谈判的过程中，各参与方就这些组织的成立、融资和管理等事宜达成协定。这些组织之所以得到建立，主要是由于世卫组织在当时无法实现某些职能。然而，这也在无意间让全球卫生治理变得碎片化。因此，国际社会中有许多人对于如今是否要再成立新的全球卫生组织感到非常犹豫。

近年来有两大趋势：①传统的全球卫生架构已经在向新的政治场合和机制拓展，如联合国论坛、区域经济与政治集团、以其他全球重要事项（气候、城市化、人权行动）为主题的大型会议、南方国家发起的倡议以及全球卫生期刊制定的议程等（见第 2 章）。②治理过程也已经发生改变：关于政治及其他动态化议题的谈判通过基于伙伴关系、联盟与同盟（如专门的公私合作伙伴关系与伞形非政府组织）等更加灵活的网络进行。

在政府间组织内，成员国正在协商新的治理模式。例如，世卫组织成员国更改了《执行委员会议事规则》以及总干事选举方式；同时，成员国制订了新的卫生应急计划，进一步加强了世卫组织的运作，这些都是非常重要的全球卫生外交进程，将对长期决策产生影响。

事实上，目前已有呼声，要求彻底改变全球卫生治理机制，促进高效合作和资金的有效利用。一些提案提出加强世卫组织的角色，但另一些提案又要求削弱世卫组织的职能。未来数年，全球卫生外交需要解决的关键问题将是如何协调这些相悖的倾向。

3.3 建立支持健康与福祉成果的联盟

无论各成员国间是否达成协议，联盟的建立都是为了实现互惠互利或某些共同目标。全球卫生联盟亦包括政治联盟，如法国与德国于 2019 年建立了多边主义联盟（alliance for multilateralism），以汇聚与其持有相同理念的国家。这些国家认为在《联合国宪章》的目的、原则以及国际法和正义的基础上，可以通过强有力且高效的多边合作来保障和平、稳定与繁荣。新型冠状病毒感染疫情期间，多边主义联盟发布声明，表示支持世卫组织。过去成立的联盟亦有助于议程的推进。例如，1961 年成立的不结盟运动现如今已包含 120 余个发展中国家，这些国家既不与任何主要地缘政治集团结盟，也不反对这

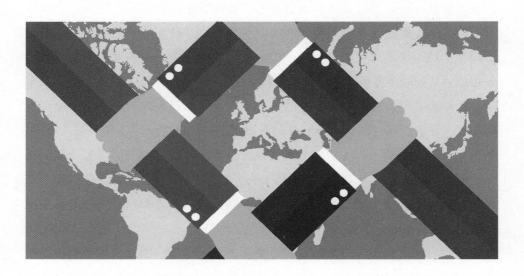

些地缘政治集团。在 2011 年关于《大流行性流感防范框架》的谈判中，它发挥了重要作用。

存在共同利益的国家采用集团政治（bloc politics）的方式在联合国框架下开展行动。在世界卫生大会或联合国大会上投票时，一些成员国通常以区域集团的方式参与，就捍卫共同立场达成共识。联合国共有五个区域集团：非洲国家集团、亚太国家集团、东欧国家集团、拉丁美洲和加勒比国家集团、西欧和其他国家集团。投票的相关性因地区而异，取决于需投票决议的类型。在世界卫生大会或联合国大会投票时，欧盟通常作为一个统一的集团行事。尽管欧盟不具有投票权，但其代表团有权在联合国代表整个集团发言。欧盟成员国也可能会表达各自观点，但它们的投票鲜明地支持着欧盟协商一致的立场。

过去的二十年，诸多不同形式的卫生联盟相继诞生，这些联盟大多与特定疾病相关。例如，1988 年发起的全球脊髓灰质炎（脊灰）根除倡议现在已吸引了 6 个核心合作伙伴。在汇集资源与能力方面，联盟具有明显的优势。其中，最有名的当属成立于 2000 年的 GAVI。如今，在 GAVI 的帮助下，全球近半数儿童能够顺利接种疫苗，这使它具有极大的话语权，可就疫苗价格展开谈判，使疫苗价格达到世界上最贫穷国家也可负担的水平，同时消除此前使疫苗生产商无法为这些国家服务的商业风险。

当单个组织难以解决公共卫生问题时，联盟的作用得以凸显。此外，可持续发展目标中与卫生相关的目标也催生出独特的机遇，促使我们建立各类联盟，而这些联盟又进一步对卫生背后的决定因素产生影响。值得一提的是，气候变化与卫生之间的相互关系已经成为迫切需要解决的优先领域。全球气候与卫生联盟（Global Climate and Health Alliance）于 2011 年在南非德班成立，旨在解决气候变化，保护并推进公共卫生。该联盟由全球各地的卫生与发展组织构成，这些组织团结起来，以实现"公平与可持续未来"的共同愿景。

全球卫生人力联盟（Global Health Workforce Alliance）成立于 2006 年，主要目的在于协调致力于解决卫生人力危机的多利益攸关方的行动。该联盟由国家政府、民间团体、国际机构、金融机构、研究人员、教育工作者和专业协会组成，在其履行职能的 10 年间形成了强大的政治意愿，促进了该领域的积极变革。2016 年完成使命后，该联盟改制为全球卫生人力网络（Global Health Workforce Network）。

国家集团以及国家层面的卫生倡导者亦携手推出世卫组织之友（Friends of WHO）、全球基金之友（Friends of the Global Fund）等倡议，以多种方式为相关机构提供支持。在国家层面建立的卫生联盟同样很多，德国卫生联盟（German Health Alliance）便是一个例子。该联盟由来自各行各业的 100 余个合作伙伴组成，包括私营部门、非政府组织、民间团体与基金会、科学界与学术界。近期的分析表明，80% 的全球卫生联盟运作良好，在工作上取得了成功。它们成功的关键在于实现了参与度和有效性的平衡。这些取得成功的联盟通常鼓励所有利益攸关方的投入与协商，但又不要求其必须参与到漫长的决策过程中。许多联盟主要是为某一特定目标而成立，运作周期较短；另一部分联盟则为比较松散的网络形式，如 2016 年，一些国际非政府组织联合成立日内瓦全球卫生中心（Geneva Global Health Hub），目的在于通过合作提高话语权。

框文 4：当科学外交遇见卫生外交

在卫生外交中，科学的作用很重要。事实证明，科学外交与卫生外交的紧密联系在促进全球卫生方面发挥着越来越重要的作用。从广义上讲，科学外交是指利用科学（包括具体方法与结果）开展的双边或多边外交，即以科学作为外交工作的核心，进而建立或维持关系，同时建立或实现双边或多边外交目标。理想情况下，科学外交应是政策、社会与科学密切联系的一部分。随着技术的飞速发展以及科学在解决气候变化、数字鸿沟、流行病疫情等全球挑战中的重要作用日益凸显，科学外交在过去的二十年中获得了极大的发展。新型冠状病毒感染疫情肆虐全球，给疫苗研发带来巨大的压力，也再次将科学推向全球事务的核心位置。

外交政策与科学政策日益交织，特别是在卫生与医学领域得以体现。然而，其他科学领域，如气候变化或人工智能等，亦需要外交政策制定者的关注。外交技能与科学素养（某些情况下也包括专业知识）对外交政策的设计与实施都变得尤为重要。

美国科学促进会（American Association for the Advancement of Science）提出了科学外交的定义，并在定义中指出：虽然科学证据可能为外交政策的决策提供参考信息，但外交政策的决策同样甚至更多地受价值观、道德、经济与领导层愿望的影响。随着（非国家）行为者日益多样化，面对数字化与社交媒体带来的机遇，科学外交涉及的领域日益复杂，这一点与全球卫生外交一致。鉴于地缘政治的紧张局势与民族主义趋势的日益加剧，要充分发掘和利用科学外交的潜力，就需要一套完善的价值体系、原则与标准。2019年发布的《马德里科学外交宣言》（Madrid Declaration on Science Diplomacy）便是对这一需求的积极回应。

如今，越来越多的联盟涌现，旨在促进全球卫生领域的科学进步与创新，展现了科学外交的蓬勃发展。近期的两个案例表明，这种新兴的联盟有助于科学界应对重大卫生挑战。但前提是，科学（像卫生一样）应被视为全球公共产品，确保全球所有人都能公平地获得。为了让所有人均能从科学进步中受益，外交必须以开放科学（开放方法、开放来源、开放获取、开放数据等）为核心。此外，参与谈判的外交官必须尊重并维护科学家的自由与独立。

新型冠状病毒感染疫情：新型冠状病毒感染疫情暴发后，许多新的联盟应运而生，尤其是一些促进疫苗研发的联盟。ACT加速器便是其中之一，该联盟是一个由各机构和政府组成的新型全球协作组织，致力于加速新型冠状病毒感染疫情相关检测、治疗以及疫苗的研发、生产和公平获取。ACT加速器的疫苗支柱COVAX机制由GAVI、CEPI和世卫组织联合成立。这一机制旨在加速新型冠状病毒感染疫苗的研发与生产，确保全球所有国家均可公平公正地获得疫苗。COVAX机制是多利益攸关方外交的典型案例。在该机制中，GAVI、CEPI、世卫组织与全球各大行业生产商展开合作，包括发展中国家的生产商。

抗生素耐药性：2020年，20余家领先制药企业推出了抗生素耐药性行动基金（AMR Action Fund），以填补当前新型抗生素研发的资金缺口。行动基金的理念由国际药品制造商和协会联合会（International Federation of Pharmaceutical Manufacturers and Associations）、生物制药总裁圆桌会议（Biopharmaceutical CEOs Roundtable）、部分主要制药企业和基金会与世卫组织、欧洲投资银行、惠康基金会（Wellcome Trust）合作确定。行动基金旨在寻求与机构和慈善组织建立伙伴关系，以增强和加快抗生素的研发；同时，行动基金将与政府合作，确保新型抗生素的可持续供应。

资料来源：

Gavi, the Vaccine Alliance（2020）. What is the COVAX pillar, why do we need it and how will it work? [website].（https://www.gavi.org/vaccineswork/gavi-ceo-dr-seth-berkley-explains-covax-pillar，accessed 12 October 2020）.

IFPMA（2020）. The AMR Action Fund [website].（https://www.ifpma.org/partners-2/the-amr-action-fund/，accessed 12 October 2020）.

3.4　建立和管理与援助方、利益攸关方之间的关系

如第 2 章所述，当前的全球卫生外交大部分是多利益攸关方外交。这意味着有必要在全球卫生领域诸多不同的参与者之间建立并保持联系。许多全球卫生组织制定了有关建立这类关系的特殊规定与要求。例如，世卫组织制定了《与非国家参与者交往的框架》。多利益攸关方外交的快速发展不仅使其成为国际关系中交叉战略的组成部分，同时也反映了参与全球卫生的参与者数量众多。利益攸关方涉及的范围很广，包括政府、民间团体、基金会、私营部门等多种机构部门。它们在全球卫生外交的各阶段与各层面发挥了极其重要的作用。

鉴于其背后的复杂性，需全面分析评估各利益攸关方的关注点与需求，以便外交官在多元的环境中采取有效行动；同时，需注意各利益攸关方在谈判进程的各阶段如何与其他各方进行互动、如何管理自身的角色和履行相应的职责以及如何平衡其需求、期望与责任。利益冲突也需被充分考虑并使之透明化。

所有全球卫生组织均与国家、其他组织或私营基金会等主要援助方建立了特殊的关系。援助方越来越多地希望，在其承诺提供任何资金前，能与各利益

攸关方建立连贯、负责任和透明的协作关系。因此，全球卫生外交的主要挑战之一在于，解释潜在的投资理由，阐明投资性质与投资的预期回报期。当前，越来越多的投资案例开始于融资谈判的起始阶段。当然，援助方可以试图对组织施加压力，以影响组织的项目或政策决策，特别是在世卫组织，由于其筹资的不均衡（仅有 20% 的预算来自常规的评定会费），有必要谨慎保护其独立性。援助方（国家或大型慈善机构）的不当影响以及受援助的国家和地区对于援助方的过度依赖可能导致的不可预见性仍是全球卫生领域需要关注的重点。

在 21 世纪的第一个十年里，一系列高级别国际会议上的谈判让官方发展援助数额激增，这特别有益于卫生融资。2002 年，在墨西哥蒙特雷举行的发展筹资问题国际会议为各援助方确定了坚定的目标，也预示着官方发展援助数额在经历十年的下降后将迎来回升。2005 年，在（英国）苏格兰格伦伊格尔斯举行的八国集团峰会和在联合国总部举行的千年首脑五周年会议上，援助方进一步承诺提高援助水平。然而，15 年后，某些发达国家对于提供卫生发展援助表现出越来越强烈的不情愿，这表明多边主义正不断被弱化。虽然为响应发展中国家应对新型冠状病毒感染疫情和获取疫苗的需求，官方发展援助出现了短期的复苏，但对于卫生发展的其他方面来讲，发展援助已经日益减少。

这种筒仓式的方法（siloed approaches）对捐助者极具吸引力，但同时也让实现全民健康覆盖、防备和响应能力改善等系统化目标变得更加困难。援助国的议会更愿意批准追求特定目标的援助项目，这就是为什么全球卫生外交的一项重大进步是与国际议会联盟合作，提醒各国议会将全球卫生作为优先事项。

经济合作与发展组织（以下简称经合组织）会定期提供用于促进发展中国家经济发展与福祉的政府援助概况。1969 年，其发展援助委员会将官方发展援助作为对外援助的"黄金标准"。时至今日，官方发展援助仍是发展融资的主要来源。官方发展援助提供的援助包括赠款、软贷款（soft loans）和技术援助。软贷款是指赠款至少占贷款总额 25% 的贷款。在发展合作方面，尽管各国正通过向联合国系统内的各组织、世界银行以及 GAVI 和全球基金等专门卫生机构提供援助来增加其对多边援助的贡献，但双边援助仍是关注重点，然而其筹资的优先事项已经有了一些改变。例如，挪威于2019年11月发起一个全球战略，旨在帮助低收入国家抗击非传染性疾病，这也提升了这一被忽视的筹资领域的地位。

经合组织发展援助委员会的成员国普遍接受将援助国国民总收入的0.7%专用于官方发展援助，但很少有国家能够真正实现这一预期目的。英国是目前唯一一个达到建议出资水平的大型援助国，与此同时，丹麦、卢森堡、挪威和瑞典等一些较小的国家也都在积极履行其义务。但是，最近的决议已将这一比例下调至不超过0.5%。美国最近撤销了停止向世卫组织出资的决定，但其在卫生领域提供官方发展援助的表现仍然有待观察。德国则已大幅增加了对世卫组织的出资。关于世卫组织资金的谈判将是未来几年全球卫生外交需关注的重点。

全球卫生筹资的相关谈判正越来越多地涉及债务减免、贷款和外国直接投资等问题。因此，对于全球卫生外交而言，卫生部长和财政部长联合会议至关重要。

此外，与私营部门的伙伴关系也需协商。例如，GAVI通过与私营部门协商以确保人人都可以负担得起疫苗。GAVI具有可预测性的筹资与需求为制药行业制定分层定价政策提供了动力。分层定价政策落实后，与高收入国家相比，同一产品的价格在低收入国家相对较低。通过如今的COVAX机制，GAVI已经开始就新的金融机制开展谈判。

在获得资金方面，全球卫生外交主要在以下两个领域发挥了关键作用。

全民健康覆盖：来自公共和私营部门的大规模投资有助于确保卫生服务的公平获取；同时，数字健康（digital health）也为公共和私营部门带来了较大的经济机遇。全球卫生外交面临的主要挑战在于，需要应对在平衡经济利益与社会（和全球）团结过程中各利益攸关方所带来的机遇与风险。例如，联合国为筹备2019年的全民健康覆盖问题高级别会议举行了多方利益攸关方听证会，模拟就可持续发展目标进行谈判。在

2019年6月G20峰会在日本大阪召开期间，二十国卫生部长与财政部长联合会议首次举行，这是另一个重要的里程碑（参阅案例研究B）。

全球卫生资金增资：全球卫生外交面临的另一个重大挑战是以下四个主要筹资平台的增资，这四个平台是全球基金，GAVI，全球妇女、儿童和青少年融资机制（Global Financing Facility for Women，Children and Adolescents）和全球消灭脊髓灰质炎（脊灰）倡议。对国家元首与政府首脑而言，与增资模式相关的谈判是其推行声望外交的机会。法国在2018年和2019年发起的为确保全球基金增资的倡议即是非常典型的案例。此外，参与此类谈判也对援助方比较有吸引力，因为这样可以提高其知名度，并使其有机会接触政府、基金会、民间团体和私营部门等更多的全球行为者。

资料来源：

Health: launch of the campaign to replenish the Global Fund to Fight HIV/AIDS, Tuberculosis and Malaria. In: France，Ministry of Europe and Foreign Affairs [website]. Paris: Ministry of Europe and Foreign Affairs; 2018（https://www.diplomatie.gouv.fr/en/french-foreign-policy/development-assistance/news/2018/article/health-launch-of-the-campaign-to-replenish-the-global-fund-to-fight-hiv-aids，accessed 14 September 2020）.

3.5 应对公共卫生危机

危机外交（crisis diplomacy）是指国家间（或国家与其他行为者间）在面对系统性变化导致的威胁时所进行的互动。随着全球相互依赖性与一体化程度的增加，各国越来越多地通过卫生外交处理地方、区域和全球卫生危机。近年来，国际体系经历了一系列危机，主要由强权政治、经济和战略利益以及全球化引起，其中全球公共卫生危机属于最后一类。全球卫生外交在解决危机方面的重要作用，如图3-2所示。

自19世纪以来，尤其是在霍乱疫情期间，多边卫生外交就已开始被实践。到21世纪初，艾滋病这一在全球范围内跨越国界的卫生威胁被列入联合国大会和安理会议程，特别是 2001 年 6 月 27 日的联合国大会艾滋病问题特别会议通过了题为"全球危机，全球行动"的承诺宣言，这标志着当代的卫生危机外交由此面世。多边合作与外交进一步促进了针对结核病与疟疾的有效响应，为脆弱地区大规模的疫苗接种奠定了基础。过去的 20 年，禽流感、严重急性呼吸系统综合征（以下简称 SARS）、中东呼吸系统综合征（以下简称 MERS）、埃博拉和新型冠状病毒感染先后暴发，给国际多边秩序、国际组织和危机外交带来了巨大挑战。

2003 年，超过 25 个国家和地区暴发 SARS 疫情，为国际公共卫生体系敲响了警钟。SARS 疫情暴发后，世卫组织成员国展开谈判，并于 2005 年修订《国际卫生条例》，将其作为具有法律约束力的国际框架（参阅第 5 章）。在这一条例下，成员国承诺向世卫组织报告任何可能成为全球公共卫生威胁的潜在疾病。

2014 年初，西非暴发埃博拉疫情。然而，各国与国际组织均未能有效应对，这再次为卫生外交带来了严峻挑战。此次危机的突出特点在于：疫情在

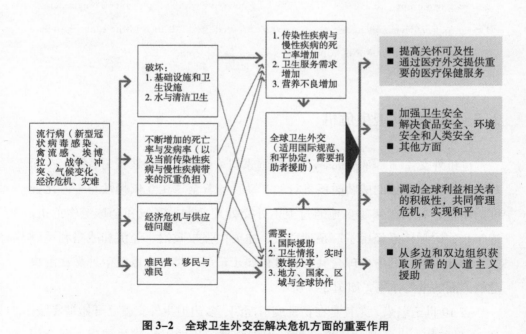

图 3-2   全球卫生外交在解决危机方面的重要作用

资料来源：Chattu 和 Chami（2020）。

暴发后很久才被确定为国际关注的突发公共卫生事件，然后相关机构才召开《国际卫生条例》规定的紧急委员会会议；非政府组织——无国界医生组织在呼吁世界关注危机、组织疫情肆虐国家采取早期干预措施等方面均发挥了重要作用；此外，受疫情影响的国家在作出涉及经济与政治的决策（如关闭国境）时缺少协调与沟通。

各国进行了双边和多边努力，支持非洲各国抗击疫情，防止疫情升级为全球大流行病。联合国秘书长任命了一名埃博拉病毒问题特使，一些国家和欧盟也指派了特别大使进行必要的危机外交。安理会批准通过了关于埃博拉疫情的第 2177 号决议（2014 年），这一决议对非洲和其他地区都产生了深远的影响。危机外交涵盖一系列议题，包括多边与双边援助、关闭国境、科学信息汇集以及药品与疫苗研发等。疫情结束后，卫生外交官呼吁完善《国际卫生条例》，成立应急基金，组建全球卫生应急队伍（世界卫生大会第 A68/22、A68/24、A68/26 和 A68/27 号决议）。应世界卫生大会要求，世卫组织突发卫生事件计划（WHO Health Emergencies Programme）于 2016 年建立。埃博拉疫情给卫生危机管理带来的最重要的经验教训是各国需要高效履行《国际卫生条例》规定的义务，同时迫切需要授权世卫组织监督《国际卫生条例》的实施情况，并加快卫生相关数据的透明化。然而新型冠状病毒感染疫情明确地告诉我们，由埃博拉疫情带给我们的这些经验教训并未得到充分重视。

3.6   通过健康与福祉改善国家间的关系

软实力是指一个国家在不使用武力或胁迫的情况下影响他方行动的能力。在外交政策中使用卫生援助是一种常见的软实力战略，援助国可通过此方法发挥其影响力。早在 15 年前，美国前卫生与公众服务部部长汤普森（Tommy G. Thompson）就指出，医疗外交是"在世界范围内推进美国事业的一种方式"，且与使用或投射军事力量相比，医疗外交（medical diplomacy）可实现更多的目标（Iglehart，2004）。

一些早期倡议的推出为美国赢得了来自全球的极大信任与尊重。例如，旨在降低中美洲和非洲国家儿童死亡率的疫苗项目——疫苗外交（参阅第

13.2 节）。PEPFAR 计划自 2003 年启动以来，已在全球投入超过 850 亿美元以应对艾滋病，这是有史以来单个国家为应对一种疾病做出的最大资金投入；同时，在过去的几十年里，中国和古巴向发展中国家派遣了医疗人员并支持其医学教育，通过医疗外交提升了其国际地位。除此之外，中国于 2013 年正式启动"一带一路"倡议，现在正在践行"健康丝绸之路"的理念（参阅框文 5）。而且中国在此次新型冠状病毒感染疫情暴发初期推行的"口罩外交"也获得了极大的关注，尤其是在欧洲与拉丁美洲国家。

框文 5：中国"一带一路"倡议及其与卫生的相关性

中国的"一带一路"倡议亦被称为"新丝绸之路"。一直以来，人们主要从政治和经济角度来讨论这个倡议。但是，由于卫生是经济发展、跨境决定因素和国际合作的基础，因此也成为"一带一路"倡议的一个重要附加维度。从卫生外交与治理的角度来看，"一带一路"倡议有几个方面值得注意。

在"一带一路"倡议框架下启动的项目涉及贸易、经济、运输与环境政策等。此外，"一带一路"倡议的理念已深深植根于参与国的外交、发展与投资政策中，而卫生与上述所有领域均有关联。因此，卫生很可能成为联系各国、吸引各国参与的软实力催化剂。

随着"一带一路"沿线人流、信息流、商品与服务的增加，传染性疾病、卫生安全、健康生活方式、非法物质和道路安全等重要领域必然会受到影响。此外，"一带一路"倡议提供了一系列的潜在机遇，有助于扩大卫生产品、服务与技术贸易，建立促进卫生安全的跨境实验室和成立吸引医疗旅游的健康保健中心。为了应对跨境卫生和公共卫生领域新的挑战和机遇，国际合作、谈判与外交需要得到进一步加强。

另外，基于研究和知识共享的对话和合作形式正在发展。目前，有关卫生政策研究、公共卫生和人力资源的合作网络已经被建立，而"一带一路"的医院与高校联盟也已经启动。2017 年，在世卫组织参与的一次高级别国际会议上，"健康丝绸之路"这一新理念被提出，新型冠状病毒感染疫情进一步凸显了这一理念的重要性。此外，同时启动的"数字丝绸之路"也可能进一步增强和卫生相关的沟通和对话。

支持"一带一路"倡议的区域组织和机制也是卫生外交的重要渠道，包括亚太经济合作组织、上海合作组织和欧亚经济联盟在内的一些政治和经济组织对于公共卫生的愿景与"一带一路"倡议相融合。中国－中东欧国家卫生部长会议以及一年一度的中非卫生合作高级别会议进一步推动了卫生外交的发展。

此外，外交在管理相关风险方面亦起着至关重要的作用。如果不能未雨绸缪，卫生系统薄弱的国家可能难以应对基础设施项目、跨境流动与贸易激增给卫生带来的影响，特别是当传染病在疫苗接种率较低、烟草和不健康食品供应量增加、环境与道路安全存在问题的地区开始传播时。

变化莫测的全球局势（包括全球权力转移、地缘政治局势紧张、多边主义传统渠道弱化及新型冠状病毒感染疫情等）进一步凸显了卫生外交在"一带一路"等大型跨国行动中的作用。中国与其他国家推行的"疫苗外交"即是最新的案例。

尽管卫生并非"一带一路"倡议的核心，但随着倡议的实施，卫生无疑是一个必须考虑的重要领域。因此，卫生外交将是"一带一路"整体外交框架中不可或缺的一部分。"健康丝绸之路"的愿景甚至有助于促进"一带一路"倡议的框架整体重构。在新型冠状病毒感染疫情对经济与多边环境造成重大影响的背景下，这种重构可能是必要的。此外，疫苗的可及性与分配问题也许会在其中扮演重要角色。

过去，各国往往能够在多边组织框架下共同应对全球卫生挑战。苏联与美国合作对抗天花便是典型的事例。同样，2014—2015年，中美两国与世卫组织携手抗击了在西非暴发的埃博拉疫情。而在中东，2015年麦加朝圣期间发生了导致2 000余名朝圣者死亡的踩踏惨案。如果不是伊朗与沙特阿拉伯两国卫生部长成功使用了一系列软实力手段，这一事件很可能升级为两国间的重大政治危机。但如今，正如新型冠状病毒感染疫情所显示的那样，地缘政治的紧张局势让各国难以通过全球卫生外交应对共同挑战。此外，人们也十分担心发展援助将不能再按照可持续发展目标的优先级分配（尤其是在消除贫困和不让任何一个人掉队方面），而是会像冷战时期那样按照外交政策与经济优先事项分配。

3.7　促进和平与安全

在卫生与和平的交叉口，为减少武装冲突对卫生的影响，目前所做的努力包括人道主义停火（如允许开展免疫接种运动和采取其他卫生干预措施）。一个典型的例子是联合国儿童基金会、世卫组织与罗马天主教会（国际扶轮社与红十字国际委员会随后加入）之间展开合作，自 1985 年起在萨尔瓦多已进行了多次停火谈判，确保每年为约 30 万名儿童接种疫苗。在"疫苗外交"中，这一事例也常常被引用。

世卫组织已经扩大了其在卫生安全方面的工作范围，在新型冠状病毒感染疫情暴发后更是如此。2018 年 8 月，刚果民主共和国暴发埃博拉疫情，但由于疫情暴发于战区，世卫组织在应对疫情方面的努力被极大地阻碍了。该地区的暴乱分子杀害了数名卫生工作者，与此同时，在刚果民主共和国受军事冲突影响的其他地方，越来越多的卫生设施与医务人员遭受袭击。虽然尚未找到具有可持续性的解决方案，但全球卫生界逐渐意识到，在某些危机情况下，与军方合作可能和人道主义合作同等重要。武装冲突以及随之而来的人权侵犯行为为卫生和人道主义外交带来了巨大的挑战（参阅框文 6）。

框文 6：人道主义外交与卫生

人道主义外交旨在为人道主义运动和项目调动公众与政府的支持和资源，促进有效的合作，以应对挑战并满足脆弱环境下社区的需求。

红十字会与红新月会国际联合会（以下简称 IFRC）是全球最大的人道主义网络，旨在帮助全球建立更安全、更健康的社区，以便更有效地应对危机并从危机中快速复苏。IFRC 始建于 1919 年，由 192 个国家的红十字会与红新月会组成，严格遵循七项基本原则：人道、公正、中立、独立、志愿服务、统一和普遍。这些原则是 IFRC 在各个层次开展人道主义外交的根基。

如今，IFRC 参与人道主义外交，积极履行其作为公共部门在人道主义领域的辅助机构所需承担的责任。这种责任进一步反映了 IFRC 的国际地位和其在社区层面由超过 1 400 万名志愿者开展人道主义和发展活动的全球影响力。

人道主义外交由一系列的活动组成，这些活动旨在改变人们的思维方式，并最终改善个人与社区（尤其是人道主义环境下最弱势群体）的福祉和复原力。这些活动包括：

树立姿态：让政策制定者、合作伙伴和公众广泛了解、赞同并信任红十字会、红新月会及 IFRC 作为有原则的人道主义行为者的角色、成就以及工作方法。

公共外交：影响公众行为，使个人与社区通过其可采取的措施保护健康，增强危机状态下的复原力，建设没有任何歧视、和平、关怀和包容的社区。

影响国家和其他行为者：通过影响国内、区域和全球的各级政策制定者，维护、采纳、执行新的或更新后的决策、法律、政策与实践，提高弱势群体的安全、福祉和复原力，帮助各国开展工作，尤其是人道主义工作。

在 IFRC 各个层面的工作中，人道主义外交与卫生外交通常相互交织。全球层面的外交（如多边机构的外交）致力于解决全球关注的议题（如提倡全民健康覆盖），如果想要通过伙伴关系为最脆弱群体提供卫生项目，那么国家层面的人道主义外交与卫生外交也至关重要。

应对刚果民主共和国的埃博拉疫情

2018—2020 年，刚果民主共和国北基伍省和伊图里省暴发了埃博拉疫情，该国红十字会始终在高度动荡的环境中开展工作，这种环境的挑战主要体现在卫生人员不受信任、暴力冲突频繁出现以及包括红十字会志愿者在内的一线应急人员遭到有针对性的袭击。

要进入受埃博拉疫情影响的社区并博得其信任，需要长期的努力，有必要与公共机构、地方武装团体、合作伙伴及社区进行定期的协商和谈判。

刚果民主共和国的红十字会能进入社区进行宣传教育，隔离埃博拉患者，追踪和监测确诊病例的所有密切接触者，并为因埃博拉而离世的人举办安全且有尊严的葬礼。许多志愿者冒着生命危险参与一线抗疫，并面临来自社区的暴力与歧视。正是由于红十字会通过人道主义与卫生外交获得了当地社区的信任，传染链才最终被切断。

在全球卫生外交中，作为外交政策工具的禁运与经济制裁（embargoes and economic sanctions）极具争议。应用禁运与经济制裁不仅会减少经济活动，而且通常还会对卫生产生较大的影响，尤其是对弱势群体与无辜平民来说。因此，一些人提出，应找到一种方法来确保此种"经济战"以国际人道主义法为指导原则，从而减少对平民的影响。这涉及监测制裁所产生的影响，尤其是对水质、食物供应与传染病控制的影响。

第二部分
多边环境中的卫生谈判

第 4 章 | 全球卫生外交中的权力和合法性

4.1 多边主义与国际组织的合法性

"多边主义"描述的是国家之间的合作其前提是通过各国之间的合作，国家可以在不放弃各自主权的情况下，寻求解决共同问题的方案。

1919—1920 年巴黎和会期间，普遍成员组织（universal membership organization）建立。这是一套新的制度化机制，使各国能够相互交流与沟通。成立于 1920 年的国际联盟是首个普遍成员组织，后于 1945 年被联合国替代。第二次世界大战后，多边主义成为自由国际秩序的同义词。这种国际秩序源于西方国际关系理念，现在正遭受日益增多的挑战。多边主义的运转依赖于国际与区域制度、规范、框架、峰会以及自行组建的集团与联盟。现在已经有一系列的规则与程序被建立，以确定哪些行为体拥有进行谈判的被授权资格和合法性。同时，多边主义体系也受到不同国家间差异的影响，这种差异主要与各国的实力、地位、财富和其他特征相关。在决策方面，部分成员国的影响力高于其他成员国。

2020 年是联合国成立的第 75 周年。在这 75 年里，联合国见证了其成员国数量的攀升，以及全球外交机构与活动的快速发展。自 2011 年开始，联合国成员国数量一直保持在 193 个主权国家，各成员国在联合国大会享有平等投票权。

世卫组织亦是普遍成员组织，截至 2020 年 11 月已有 194 个成员国，如图 4–1 所示。除列支敦士登外，所有联合国成员国均为世卫组织成员国，包括纽埃和库克群岛。如果想成为世卫组织正式成员，必须批准并认可《世界卫生组织宪章》。无论国家的大小与财力如何，世卫组织成员国均遵循一国一票的原则。然而，虽然世卫组织秉承这一原则，但普遍成员组织框架下的国

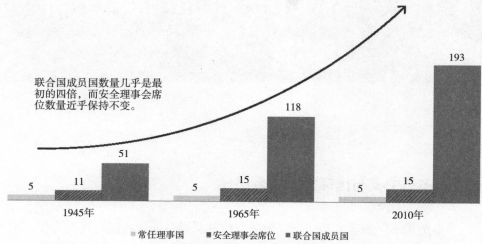

图 4-1　联合国成员国数量
资料来源：截至 2011 年 9 月。

■ 常任理事国　　■ 安全理事会席位　　■ 联合国成员国

家之间仍具有较大的权力差异，这些国家的权力平衡主要由地缘政治关系决定。例如，苏联与美国在冷战时期的长期对峙，对世卫组织在全球卫生外交领域的治理与活动产生了极大的影响。20 世纪 60 年代开始的去殖民化进程，让更多的南方国家加入世卫组织。1989 年柏林墙倒塌后，新自由主义全球化不断加强。过去的十年，中国与美国间的地缘政治竞争不断加剧。

国际组织发挥的作用取决于其成员国的兴趣与投入。不过，国际组织现在也越来越多地拥有自己的权利，开始主动制定议程——《千年发展目标》和《可持续发展目标》便是实例。70 余年来，联合国作为多边主义的推动者，见证了全球外交议程由和平与安全逐步扩展到经济发展、贸易和一系列社会问题。多边行动已经发生了巨大的变化，囊括消除贫困、捍卫人权、保护环境和促进健康等多项议题。

最初，人权、环境与卫生等领域被视为低级政治（与和平和安全相比）。但如今，这些领域及其带来的经济影响已日益成为人们关注的焦点。卫生在政治议程与可持续发展目标中的突出地位，来源于决策者赋予的合法性，而这种合法性也推动了当前诸多全球卫生行动的发展与进步。全球卫生行动的发展是多边主义漫长转型的一部分，这种转型会影响甚至重塑各国与国际组织之间的关系模式，同时亦会影响所有其他利益攸关方。

许多分析人士认为，自由秩序危机已经侵蚀了国际组织的权威性与合法性，甚至导致部分国家断然拒绝国际合作。多利益攸关方外交的壮大便可部分归因于此：由于国家退出国际舞台，国际组织作为各类行为者的平台，不能再假设某一特定领域比其他领域重要。国际组织本身正在履行作为行为者、平台和中间方的多重职能。在全球外交决策的诸多方面（包括全球卫生），外交官必须对环绕着国际组织的复杂力场（force field）保持警惕。

框文 7：卫生与人权

要想有尊严的生活以及享有所有其他权利，健康权至关重要。

1946 年通过的《世界卫生组织宪章》首次阐释了"健康权"，将其定义为"享有最高标准的健康是每个人最基本的权利，无关种族、宗教、政治信仰、经济或社会条件"。《世界人权宣言》（1948 年）提出，健康是享有合乎需要的生活水平这一权利的一个组成部分。此外，《经济、社会及文化权利国际公约》（1966 年）也表明，健康权是一项人权。

健康权范围广泛，可延伸到多项决定因素，如获取安全的饮用水、充足的营养和住房、性别平等等因素。健康权包括加入健康保护系统的权利、疾病防治的权利以及获取基本药物的权利。此外，健康权还包括自由权，如不接受未达成共识的权利和免受酷刑及其他残忍、不人道、有辱人格的待遇或处罚的权利。

健康和获得体面照护的权利与法律面前的平等权、隐私权、工作与受教育权密切相关，同时也与在维护权利的社会中生存、从科学进步中受益的权利密切相关。人权是普遍、不可分割、相互关联的。

此外，健康权也与不受歧视密切相关。不受歧视是人权的主要原则。全球范围内，被歧视和被边缘化的群体健康状况普遍较差。由于受到种族与族裔歧视，受歧视的群体可获取的卫生信息与卫生服务较少。在许多社会形态中，由于妇女缺少对决策的影响力（包括影响其性与生殖的政策决策），以及卫生系统中所存在的性别暴力与偏见，使得疾病对她们产生的不良影响更大。

污名与歧视仍是普及预防与治疗的主要障碍。美国医生兼世卫组织官员乔纳森·曼恩（Jonathan Mann，1947—1998）是第一批在艾滋病危机爆发的早期强调人权与公共卫生密切关联的学者，他强调了性别暴力如何迫使妇女与女童暴露于被艾滋病毒感染的风险中，以及惩罚性的法律如何阻止性工作者、男男性行为者以及吸毒者和其他有需要的人群获取其所需的服务。

近年来，在许多有关卫生的辩论中，人权举措与呼声的影响力逐渐减弱。人们主要依靠公平的卫生系统来实现健康权，而公平的卫生系统又以保护所有人的基本权利与自由的社会秩序为基础。然而，由于寻求掌握政治权力的群体对国家、种族与宗教身份的操控激增，这种社会秩序在最近受到了极大的冲击。同时，经济、安全和贸易议程对医疗创新（包括疫苗研发）与疾病防治的决定权正在逐步提高，公众对此几乎没有话语权；社交平台的崛起与虚假信息的传播对了解真相的权利带来了挑战；科学证据的扭曲对卫生产生了直接影响，如出席反疫苗运动。

如今，诸多国际条约、区域协定、国家宪法和法律都已将健康权和其他与健康相关的权利纳入其中。法律的授权使人（甚至是最边缘化的人群）可以越来越好地打击侵犯人权的行为，利用法律工具探索解决问题的具体方案，追究当局责任。全球基金是目前几个支持特定人权项目的援助方之一。这些项目旨在促进妇女与女童性和生殖的健康与权利，消除获取治疗与服务的障碍，促进弱势群体参与决策，并让人权贯穿整个捐助周期、政策及决策过程。

最近，全民健康覆盖强有力地重申了人人享有卫生保健目标最低限度标准的权利。但是，这必须与"不让任何人掉队"的人权要求（即重点关注最有可能被排除在外的群体）契合。《2030年可持续发展议程》也强调了这一原则。

2019年，联合国全民健康覆盖问题高级别会议上通过的政治宣言标志着全球卫生外交在近期取得的显著成功。该宣言中，各成员国承诺各自实施全民健康覆盖计划。宣言提到了性健康与生殖健康权利，以及应享有健康护理权的各类脆弱群体，即残疾人、艾滋病感染者、老年人、土著人、难民、境内流离失所者与移民。世卫组织在其卫生外交相关的讨论中，也反复提出实现全民健康覆盖。

要实现全民健康覆盖、赢得与疾病的斗争，必须赢得人权的斗争。

资料来源：

United Nations General Assembly（2015）. Transforming our world: the 2030 Agenda for Sustainable Development（A/RES/70/1; https://undocs.org/en/A/RES/70/1，accessed 13 November 2020）.

United Nations General Assembly（2019）. Political declaration of the high-level meeting on universal health coverage（A/RES/74/2; https://undocs.org/en/A/RES/74/2，accessed 13 November 2020）.

4.2　合法性的重要意义

美国前国务卿基辛格（Henry Kissinger）曾将外交定义为"在合法的国际秩序内，达成妥协与共识的一种具体方法，同时也是一种组织体系"。在国际事务与国内政治中，授权（mandate）是一个选区的选民授予一个组织作为其代表行事的权力。例如，成员国授权世卫组织代表其行事。这种授权给予了世卫组织行事的合法性。然而，合法性亦取决于选民和观察员对该组织是否合理行使授权的看法。从一开始，多边外交便效仿议会的操作，通过对透明度作出承诺，与过去通常较为隐秘的外交区分开来。

形式上的合法性往往无法充分证明治理体系的合理性，道德上的合法性和基于结果的合法性正在扮演越来越重要的角色，在全球卫生领域尤是如此。对于多边组织而言，合法性至关重要，因为它：

→ 决定组织是否将继续作为国家的平台，用以协调政策和解决问题；

→ 影响组织制定可被广泛接受的新规定与规范的能力；

→ 影响组织确保遵守国际规定与规范的能力。

此外，合法性亦与基础的规范性理念相关：如果国际组织及其程序在社会中并不合法，将会导致民主赤字、全球治理失信等。因此，有必要仔细考虑，合法性的实际组成部分是什么。在社交媒体时代，道德上的合法性尤为重要。如今，大量具有代表性的利益攸关方的出现就催生了一种新的合法性。如果一个组织不能反映其支持者的多样性，则合法性将会受到影响。例如，如果组织未能吸纳或向其高级职位指派更多来自南方国家的女性与专家，其合法性就会被削弱。由于全球实力的不断演变，公平与公正的谈判现在已经成为达成国际协定、确保有效落实承诺的前提条件。

另一个关键问题是组织的独立程度和权力大小。例如，现在有越来越多的呼声要求成员国授予世卫组织更多的权力（尤其是与卫生安全相关的权力）。即使是那些积极参与全球卫生外交的国际组织，其决策程序及其透明度和代表性也依然备受质疑。虽然这属于合理质疑，但也会对组织的合法性产生影响，同时也影响了推行多利益攸关方外交的程序。

最后，需要牢记的是，组织本身也可以代表合法性：与备受尊崇的组织合作，有助于获得其合作伙伴的信任。因此，组织需要重点关注与其他组织建立伙伴关系。

4.3　国家的合法性与主权

早在如今的主权国家意识形成之前，外交就已经出现。然而，现代国际体系中外交的推行以 17 世纪在欧洲推出的国家主权（state sovereignty）概念为基础（亦称为威斯特伐利亚主权，源自 1648 年为结束 30 年战争而签订的《威斯特伐利亚和约》）。根据已载入《联合国宪章》的这一国际法原则，各国对其领土拥有专属主权。此外，无论大小，每个国家均享有平等的主权权利。《联合国宪章》亦列出了不干涉原则（排他主权）。

近年来，联合国提出了另一项国际法原则，即保护责任。该原则对国际社会的人道主义干预做出规定，也对上述两项原则提出挑战。然而，公共卫生危机在何种程度上可归类于保护责任范围还有待明确。事实证明，面对旷日持久的冲突与地缘政治的对峙，这一原则显得有些无力。同时，保护责任原则的弱点也反映在安理会达成协定的难度与日俱增，以及对安理会进行改革的需求日益迫切。

全球化进程引发了削弱国家主权的变革。例如，跨国公司的活动、全球资本的流动以及相关的发展战略，导致贫穷国家依赖援助方，并背负了大量的债务。与全球卫生外交特别相关的一点是在连续不断的全球化浪潮中，单个国家无法独立应对环境污染或流行病等不断涌现的全球威胁。因此，多种形式的外交应运而生，具有共同利益的国家团结一致，共同参与议题外交。事实上，议题外交是19世纪首轮全球化浪潮中多边卫生谈判的起源。因此，19世纪50年代的前两次国际卫生会议均旨在对国际防疫相关的规定进行规范，以应对霍乱、鼠疫与黄热病的传播。

国家主权与全球福祉间的紧张关系仍是许多全球外交谈判的显著特点，同时也被认为是《国际卫生条例》与《巴黎协定》存在的主要缺陷之一。分析人士认为，这种紧张关系缺乏正当理由，因为"智慧主权"（smart sovereignty）的概念表明，在相互依存度高的政策领域开展合作符合各国的自身利益。

全球卫生与全球卫生外交中不平等的权力关系已引起越来越多的关注，尤其是南方国家和其他行为体缺乏影响力，这使得为当前全球卫生体系提供大部分资金的富裕国家掌握了相当大的权力。因此，这些国家足以影响谈判的结果，促使谈判对其自身有利，而对贫穷国家不利。这一点已经在关于贸易谈判如何影响健康的相关研究中得以证实。

大型慈善组织（通常称为"慈善资本主义"）由于常常借用"投资者""投资案例"和"社会回报"等营利性组织的概念，因此也招致了不少批评。此外，人们对于可能积累非凡财富的经济增长模式也提出了批评。

最近针对全球卫生权力结构与关系的批评援引了"新殖民主义"这一概念，并呼吁全球卫生去殖民化（参阅第2章框文3）。这种论点的支持者指出，在20世纪90年代的华盛顿共识时代，国际货币基金组织与世界银行使贷款协议受制于不必要的严苛标准，导致债务国卫生与社会支出大幅减少，加剧了社会与经济的不平等。有人认为，向其他国家提供援助，但要求这些受援国同意采取紧缩措施，充其量是殖民主义改头换面后的另一种形式。还有人指出，以市场与目标驱动的计划生育政策，侵犯了弱势妇女群体的性与生殖健康权利。因此，这些批评者呼吁，要在空间自治和推进其他更有远见的愿景基础上推进去殖民化。另一个批评的焦点是，妇女在全球卫生与全球卫生外交中的代表性不足（参阅框文 8）。

框文 8：作为全球卫生外交官的女性

2020 年初，全球仅有 6% 的政府首脑（12 个国家）由女性担任，仅有 25% 的议员是女性，仅有 47 名女性卫生部长（占 190 个国家的 25%）。虽然妇女占世界人口的一半，但在绝大多数国家，她们在卫生系统发展和筹资等政治决策中并未享受平等的话语权。

全球卫生外交中的情况大致相同。联合国大会特别会议与联合国高级别会议的受邀人是国家元首与政府首脑。在高级别会议进行卫生谈判时，参与谈判的女性所占比例一直较低。分析还表明，每年参与世界卫生大会的女性占比也很低。在 2017 年达到 31% 的峰值后，这一比例于 2020 年跌至 23%。在全球卫生组织的负责人和董事会主席中，女性所占比例均为 25%。全球卫生外交领域中，中低收入国家妇女代表的数量尤其不足。

这些趋势令人震惊，特别是当其与以下事实形成对比时，在全球的卫生工作人员中，女性所占的比例高达 75%，特别是在护士与助产士中达到了 90%。女性是卫生领域的专家，她们在这个领域的知识水平很高，然而她们在这个领域的技能与知识却无法保证她们在全球卫生外交中获得平等的待遇。

在 2020 年新型冠状病毒感染疫情的决策过程中，这一现象亦有所体现。尽管妇女工作于与卫生安全的各个方面相关，从卫生服务一线到研究设施再到卫生决策等。但在全球或国家级别的决策机构中，女性代表明显不足。2020 年 1 月，仅有 5 名女性受邀加入由世卫组织成立的新型冠状病毒紧急委员会，该委员会共包含21名成员。在美国白宫冠状病毒特别工作组的27名成员中，仅有两名女性。在80%以上的新型冠状病毒感染疫情国家工作队中，男性占大多数。即使在卫生紧急情况下，女性往往被期待能提供一线服务，而男性通常是决策者。

让与男性数量相同的女性（尤其是各类社会团体与地缘政治区域的女性）参与卫生领导与外交，这关系到有效性、拯救生命以及代表性。女性根据其专长与经验所能带来的宝贵观点正在逐渐消失。如今的决策者并非来自整个人才库。事实上，领导团体的多元化有助于组织做出更明智的决策，而当前女性代表的不平衡让全球卫生外交深受影响。

资料来源：

参阅附录 B "有关女性作为全球卫生外交官的出版物" 章节。

第 5 章 | 全球主要的卫生文件

5.1 全球卫生文件简介

全球卫生文件是全球卫生的一个关键领域。事实上，仅靠设立促进全球卫生合作的机构与机制远远不够，还需要有集体商定的文件将合作付诸实践。通常，这些文件源自各大政治平台的多边外交与谈判。

在公共卫生领域，国际层面商定的文件并非新事物。首批国际卫生公约早在 19 世纪 90 年代就已通过，并在 20 世纪上半叶进行了修订与更新。

1948 年，世卫组织的成立进一步加快了多边卫生文件的使用，文件范围得以扩展，真正实现了全球覆盖。首版世卫组织《国际卫生条例》于 1969 年发布，取代了此前的国际卫生公约。

此外，在其他多边机构的支持下，部分通过的国际文件（如贸易与环境方面的条约）即便不以卫生为其主要目的，也对卫生产生了极大的影响。

与卫生相关的多边文件可划分为以下几类：

→ 世卫组织成立前缔结的文件、世卫组织文件或世卫组织以外的文件；
→ 区域文件或全球文件。

根据文件涉及的范围，本书侧重介绍部分文件类型。

5.2 世卫组织通过的文件

作为世卫组织的主要管理机构，世界卫生大会可通过以下各类规范性文件，如建议（参阅《世界卫生组织宪章》第 23 条）、规章（参阅《世界卫生组织宪章》第 21 条）、公约或协定（参阅《世界卫生组织宪章》第 19 条）。

建议（recommendations）可针对世卫组织职权范围内的一切事务，通常通过世界卫生大会的决议和决策起草或批准。建议包括行为守则、战略、框架和行动计划等多种形式。典型的例子包括《全球卫生人员国际招聘行为守则》（2010 年）、《公共卫生、创新和知识产权全球战略和行动计划》（2008 年）、《关于向儿童推销食品和非酒精饮料的系列建议》（2010 年）、《以人为本的综合卫生服务框架》（2016 年）和《体育锻炼全球行动计划》（2018 年）。

相反，规章（regulations）仅适用于部分事务，如《世界卫生组织宪章》第 21 条所列（即有关卫生与检疫要求、名称、标准和程序的规定）。事实上，迄今为止，世卫组织仅通过了两套规章：①《国际卫生条例》（1969 年通过，最近于 2005 年修订），旨在防控疾病的国际传播，并做出公共卫生响应。②鲜为人知的《命名规则》（1967 年通过），该规则要求各国根据《疾病、伤害和死因国际统计分类》汇编死亡率和发病率统计数据。

公约（conventions）与协定（agreements）亦称为"条约"，可针对世卫组织职权范围内的任何事务。但是迄今为止，世卫组织仅利用其宪法权力通过了一项全球卫生条约，即 2003 年通过的《烟草控制框架公约》（2005 年生效）。随后，公约各缔约方谈判并通过了《消除烟草制品非法贸易议定书》，这是一项于 2018 年正式生效的、独立的新条约。

《世界卫生组织宪章》第 19 条

世界卫生大会应有决定在本组织权限内任何事宜的国际公约或协定权力。此项公约及协定须获出席并投票成员国 2/3 以上的票数方可通过，并须经该成员国宪法程序接受后，才可在该成员国发生效力。

5.3　世卫组织文件的法律地位

仅规章与公约具有法律约束力。因此，人们通常将规章与公约称为硬法（hard law）。由于硬法可在国际法框架下形成约束力，因而常被视为在全球适用性和影响力方面最具说服力的文件。

不具法律约束力的建议通常被称为软法（soft law）。软法通常也具有规范性与政治性，会对公共卫生产生重大影响。尽管建议不具法律约束力，但由于各国相互依存，必须共同应对全球卫生挑战，因此软法应得到普遍的重视与实施。此外，由于硬法的谈判、通过与生效难度更大，建议采用相对而言能更快地被通过的软法来应对不断变化的挑战。在极少数情况下，建议也可能包括一些强制性措施，如 2011 年通过的《大流行性流感防范框架》。

5.4　世卫组织文件的生效

建议不需要正式的程序或具体生效的时间表，一旦通过，立即生效。

规章通过后需经过一段成员国共同商定的期限后，才能对世卫组织所有的成员国生效。例如，《国际卫生条例》（2005 年）在通过后的 24 个月后生效，成员国有权在商定的期限内向世卫组织秘书处提出拒绝新规章或提交保留的意见。换言之，规章对世卫组织所有成员国（选择退出的成员国除外）同时生效，无需每个成员国单独批准。

相反，公约需要每个成员国正式批准。因此，公约是在批准通过的成员国达到一定数量后立即生效。例如，《烟草控制框架公约》需要至少 40 个成员国批准。对其余没有正式批准公约的国家（和适用该公约的区域经济一体化组织）而言，公约在其批准后（或在某些法律体系中被接受、赞成或准入后）才会生效。

5.5　世卫组织新公约的提案

《烟草控制框架公约》仍是迄今为止世卫组织主持通过的唯一一个公约。政策制定者与专家经常探讨这样一个问题：为什么没有接着通过（或至少尝试通过）其他公约？一个常见的解释是，《烟草控制框架公约》的谈判与通过恰逢 20 世纪末 21 世纪初，即所谓的全球卫生黄金时代。此后，多边主义逐渐衰落。部分专家认为，鉴于烟草带来的负面影响，以及全球化、贸易自由化和跨国烟草行业激进战略的影响，人们逐渐意识到各国解决这一重大全球公共卫生问题措施的不足。因此，除了达成一项具有法律约束力的条约外别无他法。

多年来，已经有诸多提案出现，请求世卫组织颁布涉及非传染性疾病、营养、酒精、空气污染、抗生素耐药性、假冒 / 伪劣药品、研发与流行病等领域的公约。同时，全球卫生框架公约（framework convention on global health）这一更加一般层面的想法也被提出。但是，对于上述所有领域，至今尚未启动针对新公约的正式程序或者谈判流程。造成这一局面的原因众多，包括公约谈判的时间与成本、对于其可执行性的担忧、国家主权与国际义务关系的敏感性、一些卫生决定因素微妙性质（如相比于烟草的绝对化性质而言，饮食的性质就比较微妙）、卫生与经济利益的潜在分歧、与其他国际协定的兼容性以及具有法律效力的条约与软法实用主义之间的权衡。世卫组织是否会在未来某个时间，如新型冠状病毒感染疫情肆虐时众人呼吁的那样启动新条约的制定程序（可能是在卫生安全领域），这一问题仍有待观察。

确定全球卫生条约在未来考虑是否涵盖某一特定问题时，采用以下通用原则：①问题应为全球性问题，且规模不断扩大。②跨国因素发挥主导作用。③已证明现有手段无法解决该问题。

5.6　世卫组织以外的文件

虽然世卫组织以外的一些文件并不以卫生为主要目标，但其对卫生也会具有较大的影响。大多数此类文件的谈判和制定过程是在联合国系统内进行的，部分文件则由其他国际组织（如世贸组织）谈判通过。

环境领域的此类文件较多，包括《控制危险废物越境转移及其处置的巴塞尔公约》（1992 年生效）、《关于在国际贸易中对某些危险化学品和农药采用事先知情同意程序的鹿特丹公约》（2004 年）、《关于持久性有机污染物的斯德哥尔摩公约》（2004 年）、《联合国气候变化框架公约》（1994 年生效）以及最近通过的《关于汞的水俣公约》（2017 年）。国际贸易领域的文件包括世贸组织的《技术性贸易壁垒协定》（1995 年）、《TRIPS 协定》（1995 年）和《实施卫生与植物检疫措施协定》（1995 年）。人权方面的文件包括《经济、社会及文化权利国际公约》（1976 年）和《残疾人权利公约》（2008 年）。其他相关文件还有涉及生物和化学武器 ① 的公约以及《1961 年麻醉品单一公约》（1964 年生效）。《1961 年麻醉品单一公约》特别值得注意，该公约将世卫组织的法定审查职能作为其实施的一部分。

然而，公约并非是世卫组织以外的文件里对卫生产生影响的唯一形式。各国也会经常采纳其他涉及全球卫生议题的重要文件，如宣言、商定的目标和机制等。尽管此类文件不具有法律约束力，但却具有政治影响力，并在成员国中被普遍执行。可持续发展目标（2015 年）便是最好的例子，卫生在其中占有关键地位。其他典型的例子包括联合国大会通过的关于全球卫生和外交政策（自 2008 年起）、非传染性疾病（2011 年、2018 年）、抗生素耐药性（2016 年）、结核病（2018 年）和全民健康覆盖（2019 年）等议题的一系列政治宣言和决议。2006 年和 2008 年，世界卫生大会举行了艾滋病问题高级别会议。在一些情况下，安理会审议与国际安全直接相关的问题（如艾滋病、脊髓灰质炎和埃博拉）。同样，事实证明，G7 和 G20 国家元首与政府首脑的政治宣言对全球卫生议程也产生了重大影响。

另一类世卫组织以外的文件由世卫组织与其他国际机构和组织联合发布。典型的案例包括：根据世卫组织、粮农组织联合食品标准计划下颁布的汇集国际食品标准、准则和业务的《食品法典》，世卫组织—粮农组织—世界动物卫生组织关于抗生素耐药性的三方框架 ②，以及 2018 年 12 个多边机构在世卫组织牵头下发布的《人人享有健康生活和福祉全球行动计划》。这类文件代表了全球卫生谈判的另一个层面——具有不同文化和参与策略的各类组织，通过谈判实现调和，并达成共同目标，这些文件便是此类谈判的成果。

---

① 《禁止细菌（生物）及毒素武器的发展、生产及储存以及销毁这类武器的公约》（1975 年生效）;《关于禁止发展、生产、储存和使用化学武器及销毁此种武器的公约》（1997 年）。

② 世卫组织、粮农组织和世界动物卫生组织于 2017 年发起的对抗抗生素耐药性的全球发展和监管框架。

框文9：世贸组织的卫生谈判

世贸组织的首要目标之一在于，通过一个基于规则的、可惠及所有成员国的包容性国际贸易体系，实现贸易顺利、自由和可预测的流动。世贸组织为成员国提供了一个共用的体制框架，以帮助成员国建立贸易关系，在商品和服务交易以及与贸易相关的知识产权方面展开合作。除了运作全球贸易规则体系外，世贸组织亦是对贸易协定进行谈判、解决成员国间贸易争端的平台，并可满足发展中国家的需求。

世贸组织共有164个成员国，这些成员国占全球贸易总和的98%。此外，另外23个国家正在办理加入程序。世贸组织层面的谈判与决策，均由成员国驱动。世贸组织秘书处负责开展有助于世贸组织体系正常运作的各项活动，包括与非政府组织和其他国际组织保持定期对话，协调贸易政策审查等活动，并编制相关报告。

世贸组织的核心职能是什么？

《马拉喀什建立世界贸易组织协定》的第三条列出了世贸组织的五项核心职能：

（1）促进世贸组织贸易协定的实施、管理与执行。

（2）提供贸易谈判所需的场合。

（3）解决贸易纠纷与冲突。

（4）监督成员国的贸易政策。

（5）与其他国际组织合作。

此外，世贸组织通过技术援助与培训支持发展中国家与最不发达国家，使其有能力参与贸易、解决纠纷和执行技术标准。

世贸组织的决策

世贸组织的决策基于所有成员国的共识。虽然每个成员国具有一票的投票权，世贸组织可以通过多数票决的方式做出决策，但世贸组织至今尚未采用该方式。同时，这一方式在世贸组织的前身《关税及贸易总协定》中也极为罕见。

世贸组织的最高决策机构是部长级会议（ministerial conference），通常每两年举行一次。部长级会议可在多边贸易协定下就所有的事项做出决策。总理事会（general council）可代表部长级会议处理世贸组织的所有事务，并以争端解决机构和贸易政策审查机构的身份召开会议，监督成员国的争端解决程序，分析成员国的贸易政策。世贸组织下设三个分理事会，分别为货物贸易理事会、服务贸易理事会和知识产权理事会。世贸组织所有成员国在三个分理事会中均占有代表席位。三个分理事会负责促使世贸组织的各项协定覆盖其各自负责的贸易领域。

世贸组织下设一系列专门机构（委员会、工作组与工作小队），负责处理协定及其他事务，如环境、开发、入会、区域贸易协定等。处理有关民用飞机贸易和政府采购多利益攸关方协定（并非由世贸组织所有成员国签署）的下属机构也会定期向总理事会汇报其活动。

从何处获得世贸组织谈判规则？

世贸组织的大多数协定均在1986—1994年的乌拉圭谈判中提出，并在1994年召开的马拉喀什部长级会议上签署。这些协定并非一成不变，而是随时面临重新谈判。同时，新协定亦可被增加，且世贸组织机构亦可制定决策或指南。因此，1994年以来，诸多谈判被召开，许多新的法律文本被通过，如2005年通过关于知识产权协定（TRIPS）的修正案议定书，该修正案议定书旨在推动在强制许可下生产可负担得起的非专利药品，以出口到缺乏或没有生产能力的国家。其他例子还包括2013年的《贸易便利化协定》，该协定旨在通过简化冗长的程序来减少边境延误。2001年11月在多哈举行的部长级会议上，贸易谈判委员会与特定谈判小组进行了新的谈判。

世贸组织的卫生相关问题

世贸组织与卫生相关的工作涵盖诸多领域，包括关税、进口许可程序、监管问题、知识产权、政府采购、服务贸易与贸易便利化等。虽然世贸组织的规则影响了其成员国的公共卫生相关政策、战略与法律，但这些规则的设计考虑到了其成员国保护公共卫生的义务。世贸组织成员国强调，需要在公共卫生与全球贸易体系间建立积极、相辅相成的联系。因此，2001 年的《TRIPS 协定与公共健康多哈宣言》指出许多发展中国家和最不发达国家面临的严峻的公共卫生问题，特别是艾滋病、结核病、疟疾和其他传染病，并呼吁将《TRIPS 协定》作为国家与国际措施的一部分，用以解决这些问题。

世贸组织定期对贸易可能影响健康的各个方面进行考察。例如，在 TRIPS 理事会上，成员国讨论了知识产权对开发新药品的重要性，以及 TRIPS 的灵活性在促进平价药品可及性方面的作用。此外，成员国定期对为药品出口发放特别强制许可的系统进行审查（《TRIPS 协定修正案议定书》第三十一条之二）。而且，成员国还会对已通知 TRIPS 理事会的卫生相关知识产权法律或法规进行审查。

技术性贸易壁垒委员会（以下简称 TBT 委员会）和卫生与动植物检疫措施委员会（以下简称 SPS 委员会）是世贸组织内负责影响贸易的卫生政策事务的主要机构。委员会集体讨论各国政府制定和通过的一系列与卫生有关的国内政策、标准与条例。《技术性贸易壁垒协定》和《实施卫生与动植物检疫措施协定》均鼓励成员国以国际标准作为其采取措施的基础。上述两个委员会均审议成员国向世贸组织通报的诸多与卫生相关的贸易措施。两个委员会之间也经常进行谈判，讨论如何加强上述两项协定的执行，并为成员国提供此方面的指导。指导的大部分内容（尤其是 SPS 委员会提供的指导）会对一部分与人类健康和动植物健康相关的问题产生直接影响。

许多成员国出于卫生政策的原因采用了进口许可程序（如许可证、执照、授权和其他要求向主管当局提交申请作为进口先决条件的程序），此许可程序由进口许可委员会进行审查。此外，两个部门提出了倡议，要求取消部分卫生产品的进口税。《医药产品贸易协定》涵盖的医药产品，包括生产过程中使用的化学成分与活性成分。该协定由部分成员在乌拉圭谈判中议定，它取消了对医药产品的关税，同时定期审查协定所覆盖的产品范围，以确保持续更新。2015 年，24 个参与者（包括欧盟）同意扩大《信息技术协定》（以下简称 ITA 协定）的适用范围，要求取消一系列高科技产品的关税，包括扫描仪、磁共振成像机、断层扫描、牙科保健与眼科器械等。到 2020 年，《ITA 扩围协议》共有 26 个参与者，涵盖 55 个世贸组织成员国，共占相关产品世界贸易量的 90%。除了取消进口税外，ITA 委员会还致力于消除上述产品在国际贸易中的非关税壁垒。

尽管世贸组织成员国在卫生领域仅做出了为数不多的几项市场准入承诺，但《服务贸易总协定》依然涵盖了与卫生相关的服务贸易。在服务贸易理事会组织的讨论中，成员国审议了提供卫生服务的一系列方法，如电子健康、境外医疗服务、卫生行业境外投资以及卫生专业人员的跨境流动等。

委员会和理事会会议探讨的与卫生相关的议题可以相互补充。例如，关于烟草包装措施的提案最初是在 TRIPS 委员会与技术性贸易壁垒（TBT）委员会中讨论，随后再进入争议解决阶段。

此外，许多国际机构（包括负责制定卫生相关国际标准的机构）和政府间组织（如世卫组织）定期参与世贸组织各主体举办的会议，讨论与卫生相关的议题。

世贸组织与其他组织

世贸组织与其他政府间组织秉承"一致性"的原则展开合作。"一致性"一词最早是在 1994 年 4 月于马拉喀什通过的《关于世界贸易组织对实现全球经济决策更大一致性所作贡献的宣言》中被提出的。事实上，人们现在已经认识到，世贸组织体系只是世贸组织成员国必须秉承与履行的国际权利与义务框架的一部分。

值得一提的是，世贸组织在公共卫生、贸易与知识产权相关议题方面的工作与世卫组织和世界知识产权组织在该领域的工作互补。这些组织共同承担一项职责，即加强彼此之间以及其与其他合作伙伴之间在实际问题上的对话，从而更高效地履行义务，并确保更有效地将资源用于技术合作，避免重复工作。《TRIPS 协定与公共健康多哈宣言》是一剂催化剂，用以加强合作、促进国际协调。

此外，世贸组织还与一系列其他的政府间组织就卫生相关议题展开合作，包括世界动物卫生组织、粮农组织和世卫组织国际食品法典委员会、联合国贸易和发展会议以及世界海关组织。

5.7　文件通过后采取的步骤

文件通过后，要得到有效的实施，则需要做出进一步谈判、外交与治理决策，对于公约尤其如此。在最终呈报给缔约国的议会进行批准前，通常需要进行大量的涉及多部门的外交与政治折衷。此外，通常还需建立新的治理机构（如缔约方大会）和机制（如政府间约定的特定法律条款实施指南），以在条约生效后开展多边外交与谈判。

修订已经通过的文件时，也可能涉及新一轮的多边谈判。通常，法律文件要求在特定条件下加以修订和修正。例如，《烟草控制框架公约》允许在缔约方大会上以 2/3 多数票通过修正案，但这仍需每个缔约方批准或接受。《国际卫生条例》最初于 1969 年通过，随后分别于 1973 年、1981 年和 2005 年进行修订。在发生特别严重的卫生危机后，往往会进行此类修订。例如，《国际卫生条例》的最近一次修订虽然在 20 世纪 90 年代后叶就已经开始，但2002—2004 年暴发的 SARS 疫情是 21 世纪首个全球公共卫生紧急情况，对推进最终版的《国际卫生条例》起到了重大作用。2019 年，新型冠状病毒感染疫情的肆虐引发了全球关于 2005 年版《国际卫生条例》是否足以应对此等全球危机的激烈讨论。2020 年通过的一项世界卫生大会决议就呼吁对《国际卫生条例》的适用性进行独立评估，以此作为全球应对疫情举措的一部分。

第 6 章 │ 主要的全球活动场所与行为者

6.1　世卫组织与不断变化的全球卫生场合

　　世卫组织为全球卫生谈判提供了重要场合：①作为政府间组织，其成员国拥有全部决策权。②作为隶属于联合国的特别机构，其旨在敦促各方相互合作，带领各国共同为全球卫生做出最大的努力。在成立初期，世卫组织主要对接国家行为者，包括卫生部和外交部。这类对接通常是通过成员国驻日内瓦的外交代表完成的。近年来，这类对接更多的由成员国驻日内瓦的卫生专员完成。卫生专员由国家外交部代表与卫生部代表组成。各成员国是世卫组织的主要行为者，正是它们治理着世卫组织，并负责谈判与制定各类协定。然而，随着全球卫生局面的日益复杂，世卫组织须重新考量与全球各行为者之间的关系。

　　鉴于此，世卫组织制定并落实了一项符合宪章授权的政策，即《与非国家行为者交往的框架》。该框架于 2016 年 5 月在世界卫生大会第 69 次会议上通过，主要用于处理与非国家行为者之间的关系。该框架旨在加强世卫组织与非政府组织、私营部门、慈善基金会、学术机构等非国家行为者之间的关系。同时，充分利用该框架可有效保护世卫组织，使其免受利益冲突、声誉风险及不当影响等各种潜在风险。

　　非国家行为者不能正式参与世卫组织管理机构组织开展的全球卫生谈判工作，但能参与咨询，并常常为各组织机构提出建设性意见与建议。世卫组织管理机构（即世界卫生大会与执行委员会）会议期间，非国家行为者受邀前往日内瓦，共同参与倡议的制定工作，与谈判者开展非正式讨论。此外，若获得世卫组织的官方许可，它们也可在管理机构会议上发表意见。与联合国系统内的其他部门相比，此类参与充其量仅是"走过场"。《世界卫生组织宪章》《与非国家行为者交往的框架》及《世界卫生大会议事规则》均规定了不同行为者的参与类型。世卫组织领导层致力于采取更加开放的方式。与前几任总干事相比，现任总干事与更加广泛的民间团体建立了联系。但总体而言，世卫组织自身的文化略显保守，且倾向于规避风险。因此，所有利益攸关方应充分发挥创新思想，利用现有机会，在可能的情况下制定新的互动机制。

世卫组织与一类特殊的行为者有更密切的合作，即与世卫组织有官方关系的非国家行为者。官方合作是执行委员会授予非政府机构、国际商业协会及慈善基金会的一种特权，旨在确保各方继续"为实现组织利益而可持续地、系统化地参与各项工作"。这类实体的目标与活动须遵循《世界卫生组织宪章》的精神、目标及准则，为推进公共卫生事业做出重要贡献。目前，世卫组织正全力编撰一份非国家行为者的登记册，阐述非国家行为者与世卫组织的接触类型。目前，要进一步加强非国家行为者在世卫组织工作中的参与度还有很大的空间。在新型冠状病毒感染疫情期间，很显然，开发全新的合作形式（尤其是在科学和数字技术等部门）迫在眉睫。

如今，全球卫生已成为多利益攸关方外交最重要的领域之一，囊括一系列重大的倡议与机构，如国际组织、国家部门与机构、开发银行、民间团体、私营部门、慈善与学术机构、专业协会及具有重大影响力的个人。联合国将众多利益攸关方纳入可持续发展目标的谈判中，努力实现目标 17 中的"伙伴

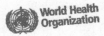

HANDBOOK
FOR NON-STATE
ACTORS ON
ENGAGEMENT
WITH THE
WORLD HEALTH
ORGANIZATION

World Health
Organization

关系"，由此赋予多利益攸关方外交高度的合法性。目前，全球卫生领域中已建立众多混合型组织及一系列联盟与倡议。这些联盟与倡议的合法性主要来自于两个方面：①众多利益攸关方的代表与参与。②诸方对结果的关注。

值得注意的是，世界卫生大会与联合国大会的决策过程截然不同。世界卫生大会未以投票表决作为主要方式，而联合国大会通常会在批准高度政治或敏感的议程项目（如核武器）时采取投票表决方式。新型冠状病毒感染疫情暴发前，世界卫生大会通常不会以投票方式对卫生相关议题进行决议。新型冠状病毒感染疫情暴发后，其不得不采取投票的方式，对 2020 年 9 月应对新型冠状病毒感染疫情（A/RES/74/306 和 A/RES/74/307）的最新决议进行表决。此外，部分成员国正在逐渐"脱离"组织，不再参与表决或声明。例如，美国政府已退出世界卫生大会，不再参与关于新型冠状病毒感染疫情应对措施的 WHA73/1 号决议。[①]

6.2 其他国际卫生组织与实体

全球卫生外交的发展历史上有许多创新的特点和方法。约 20 年前，新一代卫生组织应运而生，其治理结构囊括众多方面。联合国艾滋病规划署是联合国系统内唯一一个共同赞助的联合方案产物，由包含多利益攸关方的方案协调委员会指导工作，并由全球 22 个来自各区域的国家政府、共同援助方及五个非政府组织代表共同组成，非政府组织囊括了艾滋病毒感染者的协会。

同样，GAVI（基金会）与全球基金（伙伴关系）均由各国家、私营部门、民间团体及其他国际组织代表组成的董事会治理。GAVI 董事会还囊括独立或"非附属"的个人。全球基金董事会设有 20 个投票席位，其中执行方（受援方）与援助方享有平等代表权，包括非政府组织，艾滋病、结核病和疟疾肆虐的社区，私营部门及私人基金会等。此外，全球基金董事会还设有 8 名无表决权成员，包括董事会主席和副主席、世卫组织和世界银行等伙伴组织代表以及其他公共援助方团体的人员（参阅框文 10 和框文 11）。

---

① https://geneva.usmission.gov/2020/05/19/explanation-of-position-covid-19-response-resolution/.

框文 10：GAVI 的治理模式

　　GAVI 董事会共设有 28 个席位，包含常任席位与限时席位。董事会遵照 GAVI 的法规和运作程序任命其成员。GAVI 主要合作伙伴的代表占18 个席位，独立或非附属个人占 9 个席位，GAVI 首席执行官占 1 个席位。比尔及梅琳达·盖茨基金会（以下简称盖茨基金会）、世界银行、联合国儿童基金会和世卫组织拥有常任席位，其他 GAVI 的合作伙伴拥有限时席位。GAVI 的治理结构，如图 6-1 所示。

　　拥有"代表"席位的成员主要负责确保己方政府或机构能够正式参与 GAVI 的政策制定与运营管理工作。独立或非附属个人与 GAVI 的工作并无任何专业性关联，但可在投资、审计和筹款等关键领域提供专业意见，同时还负责对董事会的所有审议工作进行审查，以确保其独立性与平衡性。这类成员是根据其技能和关系网络以个人名义任命的。

　　其他类型的代表包括董事会候补成员和观察员。符合条件的组织和选区可指定一人作为董事会候补成员，该成员有权代表董事会成员行事。董事会成员及候补成员均会获邀出席董事会会议，其中至少应有一位成员出席以代表其选区。经董事会主席许可，观察员亦可出席 GAVI 董事会或委员会会议。

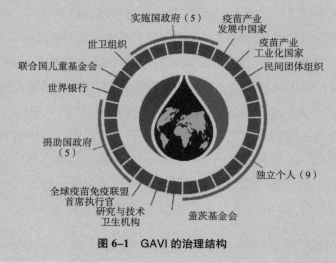

图 6-1　GAVI 的治理结构

GAVI 的合作伙伴

GAVI 的合作伙伴，如图 6-2 所示。

实施国政府确定本国的免疫需求，共同为疫苗方案筹资并实施。

民间团体组织施予援手，确保每一名儿童能够接种疫苗。

疫苗制造商向实施国提供平价、优质的疫苗和冷链设备。

私营部门合作伙伴贡献资源、专业知识及创新方法，助力实现 GAVI 的使命。

研究机构协助建立证据依据，同时普及疫苗价值。

捐助国政府提出长期供资承诺，并与 GAVI 达成实地合作。

世界银行协助制定创新融资机制，如国际免疫融资机制和市场预付款承诺等。

盖茨基金会提供资金与专业知识，制定创新方法，并支持新型疫苗的研发工作。

联合国儿童基金会采购疫苗，并支持开展各国冷链系统的维护工作，改善获取途径和数据采集。

世卫组织监管疫苗并为引入疫苗的国家提供支持，重点关注扩大免疫覆盖度及提高数据质量。

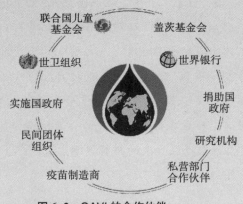

图 6-2 GAVI 的合作伙伴

资料来源：GAVI 官方网站（https://www.gavi.org，访问时间：2020 年 10 月 12 日）。

框文 11：全球基金的治理模式

全球基金是一个成立于 2002 年的国际性融资组织，其使命是"吸引、利用和投入附加资源，终结艾滋病、结核病和疟疾，并为实现可持续发展目标提供支持"。全球基金每年筹集并投资 40 余亿美元，为 100 多个国家提供支持方案，并协助在各国政府、民间团体、技术机构、私营部门及受疾病侵扰的人群间建立伙伴关系。

多边卫生外交的理念在全球基金董事会的组成中得到了充分体现。董事会囊括 20 位有表决权的成员（实施方与捐助方代表具有同等权利）及 8 位无表决权的成员。主席与副主席主要负责主持董事会会议，并在宣传倡导、建立伙伴关系及筹资等方面发挥重要作用。20 位表决权成员分别代表各自的选区。援助方选区和执行方选区代表各有 10 个席位。各选区由一名董事会成员领导，并由一名候补委员会成员支持。

20 个选区（表决权成员小组）分布如下：澳大利亚、加拿大和瑞士、受疾病影响人群、发达国家非政府组织、发展中国家非政府组织、东欧和中亚、东地中海地区、东非和南非、欧盟、比利时、意大利、葡萄牙、西班牙、法国、德国、日本、拉丁美洲和加勒比、"点七"（丹麦、爱尔兰、卢森堡、荷兰、挪威、瑞典）、私人基金会、私营部门、东南亚、英国、美国、西非和中非、西太平洋地区。

董事会共设 28 个席位。除上述 20 个席位外，其余 8 个为无表决权成员，包括董事会主席、董事会副主席、执行主管、合作伙伴、联合国艾滋病规划署、世卫组织、世界银行及"额外的公共援助方"（该选区由董事会创立，以容纳尚无投票选区代表的公共援助方）。

全球基金委员会，如图 6-3 所示。

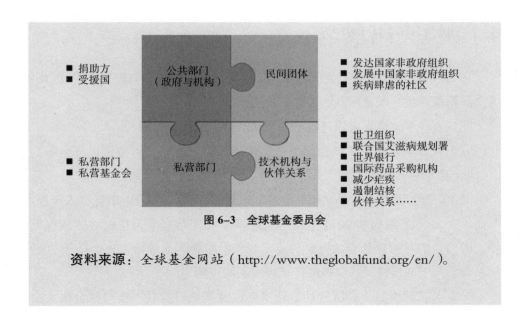

图 6-3　全球基金委员会

资料来源：全球基金网站（http://www.theglobalfund.org/en/）。

　　《烟草控制框架公约》是世卫组织公布的第一项全球卫生条约，于 2005 年正式生效，成为全球卫生架构的新"成员"。该条约拥有独立的管理机构（缔约方大会）和由世卫组织主持的秘书处（《烟草控制框架公约》更多的详情参阅第 5 章）。此外，部分卫生伙伴关系由世卫组织（如孕产妇、新生儿和儿童卫生伙伴关系）或联合国系统其他组织（如遏制疟疾伙伴关系由联合国项目服务办事处主持）维系。这类伙伴关系拥有独立且特定的治理架构和运作模式（参阅第 5 章）。

　　国家同其他行为者一样，均负责参与众多卫生组织的谈判与决策行为，但它们在这类组织中所持立场有时不完全一致，部分原因是其背后所代表的政府机构不尽相同：世卫组织的主要代表是卫生部，而在其他卫生组织中，主要代表是发展部（或外交部下的发展机构）。多数情况下，各国政府内部缺乏合作，有时甚至会产生竞争。

6.3 联合国的卫生外交

在21世纪，解决全球卫生问题更加需要高度的政治承诺与资源集中。因此，大众开始重点关注联合国驻纽约的决策主体。

原则上，卫生事宜可通过以下四个联合国论坛议程体现。

（1）联合国大会在《联合国宪章》规定下有权对联合国范围内任何事宜（包括全球卫生）提出建议。

（2）安理会重点关注全球和平与安全问题，但很少会将卫生事宜纳入议程。然而，2000年艾滋病和2014年埃博拉病毒是安理会迄今为止仅有的两次例外，因为它们对国际社会的稳定构成了巨大的威胁。此外，安理会还于2013年发表了关于苏丹脊髓灰质炎疫苗接种的新闻声明。

（3）人权理事会、经济及社会理事会以及其他机构共同参与联合国大会的审议筹备工作。经济及社会理事会是形成辩论与创新思维的核心平台，致力于推进三个维度的可持续发展工作，即经济、社会和环境。上述两个理事会均设有与卫生相关的特别机制，如在经济及社会理事会的主导下建立联合国机构间特别小组（非传染性疾病特别小组等），或在人权理事会主导下委派特别报告员负责卫生权。

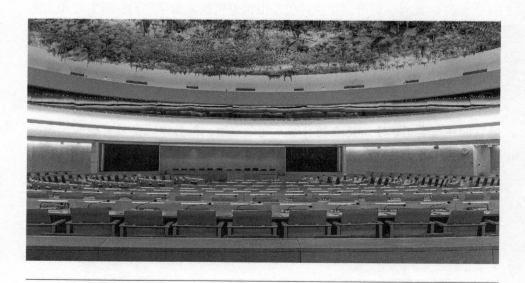

联合国于 2007 年发表了《奥斯陆宣言》，自此开始加强卫生关注。在此宣言中，七国外交部长将全球卫生确定为当代迫切需要解决的外交政策问题。自 2008 年以来，大会每年均会讨论外交政策与卫生事宜之间的联系，重点关注世卫组织议程上涉及的广泛的重大议题（参阅框文 12）。

2015 年开展并通过的关于《2030 年可持续发展议程》及其 17 项可持续发展目标的一系列谈判，进一步为重点关注全球卫生创造了有利条件。联合国意识到，在当今互通互联的世界中，传染病的威胁尤为严重，数天内便可传播到各大洲。媒体与广告具有强劲的传播力度，各类生活方式可在数月内影响全球人民（如吸烟、饮酒和垃圾食品消费），人们能够随时随地分享知识。因此，卫生的决定因素将被纳入每一项可持续发展目标中，卫生外交官也共同参与其中，将此等问题列入国家全面可持续发展计划，确保卫生受到足够重视。2019 年，一项全新的卫生机制启动了，即《人人享有健康生活和福祉全球行动计划》。该计划汇集了 12 个国际组织，旨在为各国实现与卫生相关的可持续发展目标提供支持。

这些发展使越来越多的关于具体卫生问题的联合国大会高级别会议成为可能。这些高级别会议上提出的非传染性疾病、结核病、抗生素耐药性和全民健康覆盖等政治宣言得到了联合国大会认可，为相关领域的国际合作提供了战略指导。

联合国各组织机构就卫生事宜进行谈判，最终达成一系列全球条约，形成卫生问题的另一个"关注中心"。重要案例包括《关于汞的水俣公约》（由联合国环境规划署主持）、《残疾人权利公约》（由人权理事会主持）和《联合国气候变化框架公约》等。

新型冠状病毒感染疫情暴发，联合国深陷重重冲突之中。为稳定全球社会环境，联合国大会不得不以团结为重，达成象征性的决议。但值得注意的是，安理会曾将埃博拉疫情列入议程，却并未将带来更严重后果的新型冠状病毒感染疫情列入议程。联合国秘书长曾呼吁在叙利亚、也门、利比亚和阿富汗等战区执行疫情停火决议，但由于中美两国对决议中是否要提及世卫组织的问题存在争议，因此安理会未能对决议给予支持。而在应对新型冠状病毒感染疫情的前六个月，世卫组织、G20 及各地区均做出抗击疫情的政治承诺。

框文 12：联合国卫生谈判有何特点？

在联合国的谈判中，人们往往从全球政治的角度来关注卫生问题。公共卫生论点与证据均具有间接性（有时是从属性），而地缘政治目标、权力及利益造成的影响则相对更甚。卫生相关议程项目的设立与辩论共涉及三个方面，即全球经济、安全环境以及人道主义、人权和社会正义。

全球卫生面临着错综复杂的挑战，其经济和发展政策背景多样。鉴于此，参与谈判的外交官需更加彻底且有组织地做好准备工作。外交官要在谈判中取得成功，不能仅有外交政策经验，还必须在本国不同的部门中获得专家的合作支持。

职业外交官在联合国卫生审议中发挥着关键作用，但他们对专家的依赖性却日益加剧，特别是驻日内瓦代表团的卫生专员。联合国总部高级别卫生会议通常由世卫组织与成员国代表共同筹备，因此，日内瓦与纽约间的联系也日渐紧密。与此同时，支持卫生外交官常驻纽约的呼声日渐高涨。外交官需具备专业知识或可以调动相关专家，而此等要求对南方国家而言成本较高。尽管如此，南方国家的利益依然需要在卫生谈判中得到保证。为此，非洲联盟或加勒比共同体等区域组织通过开展协调行动，积累一系列的专业知识，以期在卫生领域贡献一些力量。

部分非国家行为者掌握着大量的资源（特别是财政资源），对联合国的影响也日益加剧。它们可能会对政府施加巨大的政治压力，最终带来与公共利益相悖的负面后果。例如，就非传染性疾病而言，大型企业可利用自身强大的市场力量拒绝执行政府的公共卫生目标。事实上，部分国家对大型企业（药品、食品、饮料、烟草和酒精等）的监管较之过去已经日渐减弱，这一趋势严重影响了寻求改善全球卫生政策方案的努力。另一方面，联合国正在进一步提升发展空间，为国际非政府组织、慈善基金会、学术机构、倡议团体、宗教团体及人道主义组织等机构所提出的观点与立场提供强有力的支持。

一直以来，多边体系始终将规则作为治理全球政治与贸易关系的基础。如今，新兴国家的自信度日益升高，对本国价值观与规则的信念也更加坚定，因此可能导致多边体系进一步分化。新型冠状病毒感染疫情表明，世界各地异常高涨的民族主义情绪已成为多边体系的又一威胁，多边机构与全球治理的理念可能会因此付诸东流。

6.4 各国在全球卫生外交中的核心作用

国家在新旧国际卫生组织中均为关键行为者。事实上，在多数情况下，新的组织需要以国家倡议为基础，进而应对共同挑战。就外交政策而言，各国必须在不同的目标间寻求平衡：为国家利益服务、提供发展援助、支持集体行动。此等立场同样反映出地缘政治的现实境遇。而在 20 世纪，各国的权力平衡发生了重大变化。第二次世界大战后，苏联与美国爆发了冷战，这场冲突持续了数十年之久。自 20 世纪 60 年代起，发展中国家开始发挥更为突出的作用，同时联合国各机构成员的规模也大幅增加。如今，最强大的国家仍保留其对全球机构决策巨大的影响力，部分新成立的卫生组织试图通过给予援助方和受援方同等数量的选票来解决这一问题。

当前，中美之间发生地缘政治力量冲突，这在联合国与众多其他多边机构及政治俱乐部的审议中均有所体现。新兴联盟冉冉升起，特别是"中等强国"之间的联盟。如今，南方国家对全球卫生政策的影响力日渐提升，如 2017 年世卫组织首任非洲总干事就来自南方国家。非洲影响力的提升，既是因为这一地区受诸多卫生问题的影响，也与非洲各国的累积投票表决数量有关。同样地，欧盟等区域机构也愈加重要。新型冠状病毒感染疫情的出现，凸显出全球卫生领域的政治性，同时也强调了全球卫生外交在确保采取集体行动方面发挥的关键作用。

历史经验表明，若各国认为现有组织未能完成任务，或对本国在组织中发挥的作用不甚满意，则它们将建立并发展新的国际组织，直至实现国家自身的目标。然而，政治行为者对于现有国际组织所设立的不同任务、合法性基础及其各异的组织文化无法充分理解。这一切对于判断国际组织的有效性具有深远意义。

各国及其他行为者支持建立新兴组织，部分原因可能是认为现有的组织已经失去了合法性，也可能是希望尝试一种更为有利的新型筹资机制。建立组织的另一个目的是使捐助方在捐助资金的使用方面更具发言权。部分情况下，一些国家未能在现有多边组织中获得足够的影响力，于是便建立了平行的实体和机制，这一现象被称之为平行或竞争性多边主义（parallel or competitive multilateralism）。中国发起的"一带一路"倡议即为典型案例。

俱乐部外交（club diplomacy）与网络外交（network diplomacy）的扩展是21世纪外交的一个显著特征，反映出国际政治正在走向多极化发展。与发达国家和发展中国家相关的传统渠道不再是发挥影响力的唯一途径。这一现象在金砖国家中表现得尤为明显，金砖国家在特定问题上发挥主导作用，同时充当区域权力经纪人，以期在全球事务中发挥更加重要的作用。在金砖国家中，中国目前是世界第二大经济体，也是联合国第二大资金贡献国。此外，中国也已成为全球卫生领域中主要的捐助方和投资方。无独有偶，印度也紧随其后，跻身于数字卫生的前沿讨论中。

金砖国家在成为区域领袖的同时，也正在与其他亚非国家建立广泛联盟，并加强双方的区域合作（参阅框文13）。例如，印度尼西亚目前正在推动印太国家间合作，主要决策者可能利用这种合作使各国注意到，就跨国卫生问题采取集体行动迫在眉睫。权力关系的转变为参与全球卫生外交等重大国际政治活动开启了全新的合作空间。未来数年将可能衍生出更多新的联盟形式。

小型国家集团可根据联合国"一国一票"的原则建立联盟，以此发挥自身的影响力。目前，这类联盟通过开展集团与网络外交，取得了重大的成功，如加勒比共同体成员国利用此方式，将非传染性疾病纳入联合国议程。综上所述，区域一体化集团对卫生事务的影响力正稳步提升（参阅第7章）。

目前，全球卫生挑战（最初与卫生安全相关）已被纳入G7峰会和G20峰会等高级别政治会议，以及金砖国家等政治俱乐部议程，并取得了关键性进展。卫生谈判政治场合的扩大，使得卫生问题在世界银行或世贸组织等其他组织机构中获得一席之地。例如，2019年6月在日本大阪举行的G20首脑会议，期间首次召开了卫生部长和财政部长联席会议。各部长就世界银行和国际货币基金组织在 2019 年春季会议上提出的若干金融问题开展了积极讨论。

6.5 非国家行为者在全球卫生外交中的作用

全球卫生外交的空间特点是吸引众多非国家行为者通过网络外交进行互动。行为者的多样性在世卫组织的非国家行为者登记册（在编）中得以体现，其中包括全球卫生联盟、倡议、公私合作伙伴关系、基金会及各利益攸关方。多数行为者呼吁将全球议程的设立与实地行动相结合。

由于全球卫生外交行为者多种多样，有必要在进行任何谈判前开展深入的利益攸关方分析（stakeholder analysis），如充分理解不同利益攸关方的切身利益及其运作模式（社交媒体策略等）。

民间团体组织开展的一系列活动对全球卫生谈判能否成功至关重要。例如，2003 年的《烟草控制框架公约》和 1981 年的《国际母乳代用品销售守则》均经谈判获批通过。此外，很多谈判都与药品获取及卫生的商业决定因素相关。如第 1.3 节所述，目前将非政府组织纳入全球卫生外交进程已经成为标准操作。这是由于非政府组织外交官通常代表广大公众的利益，并且对透明性有所要求，特别是面对私营部门可能产生的不良企图时更是如此。一项关于《烟草控制框架公约》的谈判研究显示，非政府组织在这一进程中发挥了五个关键作用：监测、游说、知识经纪、提供技术专长和促进包容（Lencucha，Kothari 和 Labonté，2011）。

慈善基金会对全球卫生议程产生了深远影响。全球卫生领域活跃着众多基金会，其中最具影响力的是盖茨基金会。该基金会自 2000 年成立以来，对全球卫生投入了大量的资源，并帮助建立诸多新型卫生组织、联盟及项目。盖茨基金会致力于寻求创新、有雄心和可扩展的卫生问题解决方案，以期对发展中国家产生重大影响。此外，该基金会自愿为全球卫生筹资，目前已成为非国家行为者中的主要捐助方。虽然盖茨基金会并未得到世卫组织授予的正式决策权，但其就重大项目做出的捐助决定（如消除脊髓灰质炎或管理创新），对世卫组织开展的一系列工作产生了重大影响。盖茨基金会与捐助国、受捐国及世卫组织领导层进行了密切的互动，在全球卫生外交领域中极大地提升了基金会的影响力，但此举也受到众多民间行为者的严厉批评。

近年来，私营部门在全球卫生外交中的作用有了显著提升：①外界开始更加关注制药公司及其在药品获取方面发挥的作用，同时也对引发非传染性疾病发病率显著增长的大型跨国公司给予了一定的重视。显然，各方需在这一领域加强问责。②许多私营公司也正为推进全球卫生目标而努力做出贡献。例如，2017 年抗生素耐药性行业联盟（ARM Industry Alliance）创立，旨在帮助应对抗生素耐药性挑战。在经合组织经济体以外的诸多国家，特别是印度，私营卫生部门发挥着至关重要的作用。多样化的新型伙伴关系已然兴起，这一现象同样在公司与员工的关系中得以体现。世界经济论坛通过集合政府与主要公司，以期推动创新方法的制定与新型联盟的创立。如今，信息技术对于全球卫生发展愈加重要，新兴的挑战随即而来。世卫组织近期与主要技术公司及平台取得联系并寻求帮助，旨在解决与新型冠状病毒感染疫情相关的信息技术问题（参阅第 2.5 节），同时促进数字卫生的创新发展。

不断推进的多利益攸关方外交

微软在纽约设立驻联合国代表处，旨在加强公司对联合国使命和工作的支持，其中包括促进全球多利益攸关方在关键技术、环境、人道主义、发展和安全等问题上采取措施，同时努力帮助其实现可持续发展目标。此外，微软启动了诸多项目，重点针对目标 4（优质教育）、目标 8（体面工作和经济增长）、目标 13（气候行动）和目标 16（和平、正义和强大的机构）。

新代表处将致力于发展微软与联合国及联合国系统内机构的伙伴关系，与联合国代表建立关系，寻求建立新伙伴关系的机会，在微软和联合国团队间建立强有力的联系，在微软内部就联合国的优先事项进行游说，以及在整个公司范围内支持微软团队与联合国社区开展合作。

资料来源：

Microsoft（2020）. Microsoft appoints senior government affairs leaders in Brussels and New York, establishes New York office to work with the United Nations. In: Microsoft/ EU Policy Blog [website]（https://blogs.microsoft.com/eupolicy/2020/01/17/ senior-gov-affairs-leaders-appointed-brussels-new-york/，accessed 12 October 2020）.

6.6 保持平衡

由于私营部门对谈判进程产生了过多的影响，民间团体组织对基于可持续发展目标的多利益攸关方外交表示担忧。私营部门和民间团体组织受邀参与特定议题或全球协商和谈判，但并不参与谈判过程，谈判过程只有成员国有权限参与。为筹备 2011 年关于非传染性疾病的一系列利益攸关方高级别会议，世卫组织邀请了相关私营部门参加利益攸关方听证会和在线协商，使其能够在会上交流意见，这些意见为世卫组织筹备与成员国的谈判提供了一定的帮助。

然而，民间团体组织的担忧只增不减：若私营部门能够利用多利益攸关方外交这一重要平台，其在经济和商业外交中早已体现出来的游说优势将进一步增加，最终可能导致公众对发展、公平和人权等问题的关注程度降低。如此一来，对各大公司的卫生、环境及人权等问题提出质疑也将变得步履维艰。

在此方面，联合国系统不仅可以依靠自身的合法性而发展，而且可以将高度的合法性赋予参与其工作的各种行为者。目前，私营部门中有一种强烈的趋势，即寻求与联合国系统各组织缔结备忘录。国际足球联合会、世界经济论坛及新兴的大型科技公司等不同的实体都有此行为。随着公私合作伙伴关系日益紧密，这一趋势意味着，要使多边体系不失信，多利益攸关方外交将面临保持微妙平衡的挑战。此外还涉及一项频繁发生的问题，即部分民间团体组织可能并未公开披露与商界间的联系。世卫组织通过建立《与非国家行为者交往的框架》并采取透明化措施，以此减轻此类担忧，但仍需保持警惕。而其他组织并无如此强大的体系加以支撑，因此更易受侵害。

为避免这一复杂性带来的负面影响，必须在外交与科学间寻求平衡，同时开展多层次、多因素和多角色的谈判活动，并考虑现有权力关系的分配问题。全球卫生价值基础（公平和人权）一再受到部分国家的挑战，但同时也得到了民间行为体的极力捍卫。原则上说，卫生领域为外交官提供了一系列机遇，既可促进国家利益的增长，也可加强多边机构的发展。

　　日内瓦全球卫生生态体系图，如图 6-4 所示。

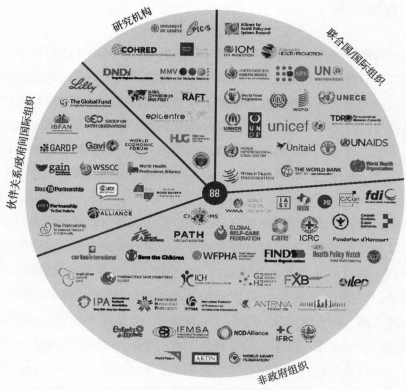

图 6-4　日内瓦全球卫生生态体系图

7.1 区域组织、外交和全球卫生之间的联系

对于多层次的全球卫生外交来说，区域外交正变得愈发重要。区域外交不仅是对全球层面进程的补充，而且加强了各国对全球卫生的贡献。然而，区域外交在全球卫生中的作用尚未得到充分的分析。

世卫组织区域机构及办事处为区域卫生外交提供了重要平台，并得到了参与促进国际卫生合作的区域民间社会组织和专业网络的大力支持。近年来，区域一体化组织及进程的重要性亦日益凸显。

虽然区域一体化进程始终以贸易、经济和安全为发展目标，但如今此等领域与卫生之间的联系愈加紧密，因此卫生事务同样需要得到重视。对于卫生而言，贸易是一把"双刃剑"，既可推进卫生改善，又可遏制卫生发展。而普通人群的低健康水平也会阻碍贸易的经济收益。同时，传染病的跨境传播对全球安全造成了一定的威胁。此外，人权和社会正义作为卫生与外交政策之间对接的两大重要因素，在大多数区域一体化进程中均被视为贯穿所有领域的问题。因此，健康和福祉必然成为区域一体化议程的重要内容。事实上，地区人口的健康水平可用于衡量一体化的社会效益。

区域外交的另一个特征是，能够汇集采纳多方的知识与能力，共同应对各种卫生挑战。在涉及特定区域问题的情况下，首先应开展区域谈判，进而推动全球谈判并号召各方参与其中。

卫生常常被看作发挥软实力的一个重要领域，区域组织能够借此加强其成员国之间的联系、合作及信任，同时促进整个区域的稳定。当今时代，卫生在全球治理中愈加受到关注，卫生外交往往有助于区域组织及其成员（特

别是小国）在世界舞台上发表意见。此外，区域组织及其成员不仅能够在全球平台上就卫生问题进行谈判，亦可同各方一道分享专业知识。

7.2　区域一体化概述

区域一体化进程在具体形式和一体化水平两方面的表现各不相同，其范围涉及较广：从最基本的自由贸易区，到关税同盟、共同市场及成熟的政治与经济联盟。区域组织主要以政府间决策为运作基础，特定情况下由超国家机构提供支持。部分组织甚至设有具备独特法律权威的议会、议会大会或工会。

就经济方面而言，欧盟采用了最先进的区域一体化形式，也是目前最大的区域集团。此外，欧盟单一市场已延伸至欧洲自由贸易联盟（European Free Trade Association），亦称"小自由贸易区"，该联盟由四个国家组成。欧亚经济同盟（Europe and Central Asia，the Eurasian Economic Union）横跨东欧和中亚部分地区，是目前最新设立的全球区域经济组织。另外三个区域组织同样横跨欧洲和亚洲的部分地区。[①]

部分区域组织位于亚洲和太平洋地区。[②] 此外，仅有一个组织横跨亚洲和非洲部分地区，环太平洋地区经济体则通过一个政府间论坛建立联系。[③]

非洲和美洲的一体化架构更为复杂，部分情况下分为多个层次（次区域、跨区域、大陆），成员间具有一定的重叠性。此外，部分组织囊括的更小部分的国家具有更高的一体化程度（如海关和 / 或货币联盟）。

非洲共有 8 个区域组织[④]覆盖不同的次区域：这类区域经济共同体是非盟正在推动的非洲经济共同体的重要支柱。

[①]　黑海经济合作组织（BSEC）、上海合作组织（SCO）、经济合作组织（ECO）。

[②]　南亚区域合作联盟（SAARC）、东南亚国家联盟（ASEAN）、海湾阿拉伯国家合作委员会（GCC）、太平洋岛国论坛（PIF）、太平洋共同体（PC）。

[③]　分别为阿拉伯国家联盟（LAS）和亚太经济合作组织（APEC）。

[④]　阿拉伯马格里布联盟（AMU）、东部和南部非洲共同市场（COMESA）、萨赫尔—撒哈拉国家共同体（CEN-SAD）、东非共同体（EAC）、中部非洲国家经济共同体（ECCAS）、西非国家经济共同体（ECOWAS）、东非政府间发展组织（IGAD）、南部非洲发展共同体（SADC）。

美洲共有 6 个组织覆盖不同的次区域。[①] 近期，南美洲国家联盟（Union of South American Nations）、拉美和加勒比国家共同体（Community of Latin American and Caribbean States）等对此区域一体化的架构进行了补充。

7.3　区域一体化与卫生

区域组织卫生工作通常在以下四个不同的层面开展，如图 7-1 所示。

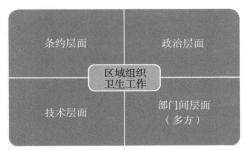

图 7-1　区域组织卫生工作

1. 条约层面

多数区域组织的创始（组成）条约通过设立总体目标（如社会进步与人类发展、内部市场、人权与劳工权利、货物和服务的自由流动、技术法规等）和制定部门政策（如食品安全、消费者保护、农业、医疗产品、移民与环境等）等间接方式处理卫生问题。

然而，在部分情况下，区域组织的创始（或补充）条约中明确提及卫生问题，并通常对特定方面加以强调，如公共卫生与其他政策中的卫生（欧盟）、疾病预防行动与良好卫生促进措施（非盟）、全民健康覆盖服务（南美洲国家联盟）、卫生体系与政策协调（东非共同体）、卫生和兽医措施（欧亚经济同盟）、卫生作为发展的先决条件（南部非洲发展共同体）、卫生作为社会一体化的重要因素（中美洲一体化体系）。

---

① 亚马逊合作条约组织（ACTO）、安第斯共同体（CAN）、加勒比共同体（CARICOM）、中美洲一体化体系（SICA）、太平洋联盟、南方共同市场（MERCOSUR）。

2. 政治层面

卫生的高级别宣言、战略及行动计划，均由首脑会议和部分区域组织最高理事机构批准通过，如《2016—2030年非洲卫生战略》（非盟）、《东盟后2015卫生发展议程》（东盟）和《卫生战略计划》（安第斯共同体）。欧盟的部分规范性法案（指令和条例）相比其他法案（建议）具有更高的法律地位。

安第斯共同体、南方共同市场和南亚区域合作联盟等区域组织共同发起成员国卫生部长定期会议。西非国家经济共同体、中美洲一体化体系和南美洲国家联盟等区域组织则设立理事会、委员会或大会，成为负责卫生的政治机构。欧盟各成员国卫生部长也举行定期会议，并将会议纳入就业、社会政策、卫生与消费者事务部长理事会中（欧盟理事会的10个部长理事会之一）。欧盟理事会作为欧盟的主要立法机构，与欧洲议会权力齐平。部分设有执行委员会的大型组织（如非盟和欧盟）会委派一名专员负责处理卫生问题，并由委员会专门提供支持。

卫生目标通常能够得到其他区域组织和机构的大力支持，如区域议会和立法大会（认可相关立法）、区域发展和投资银行（为卫生、医疗和生物技术项目提供资金援助）以及地区法院（负责解释相关地区立法或解决法律纠纷，如公民的跨境护理权利）。

3. 技术层面

部分区域组织设立了专业卫生机构，或已成为目前最先进的技术合作机制，此类卫生机构包括非洲疾病防控中心（非盟），安第斯卫生组织（安第斯共同体），加勒比公共卫生局（加勒比共同体），东非卫生研究委员会（东非共同体），西非卫生组织（西非国家经济共同体），欧洲疾病防控中心、欧洲药品局、欧洲毒品与毒瘾监测中心（欧盟），南美洲卫生治理研究所（南美洲国家联盟）。

各组织采用的其他机制包括区域参考与网络监管、登记册、数据库、倡议及伙伴关系。在部分情况下，此等机制为整个区域带来了至关重要的公共卫生产品，如南方共同市场的烟草危险图片警告数据库、南亚区域合作联盟的远程医疗网络、欧盟的电子卫生数字服务基础设施及南美洲国家联盟的药品价格银行。

4. 部门间层面（多方）

除采取传统的跨部门卫生举措外，技术和政治层面还采用了部分特殊机制。例如，亚太经合组织卫生和财政部长联合年会、中美洲一体化体系卫生与经济一体化机构联席会议、太平洋共同体水质与卫生问题高级别对话以及南部非洲发展共同体关于艾滋病和性传播疾病的交叉政策。此外，相关卫生部门常常因突发国际卫生紧急情况而开展紧急区域外交与协调。例如，在应对新型冠状病毒感染疫情期间，东盟成员国的经济、农业、劳工、社会福利和运输等部门部长召开了各自的协调会议。

7.4 区域一体化与全球卫生外交

为确保卫生的优先级不被政治、贸易、经济和安全等各类推动区域一体化的议程挤占，有必要在政府间和部门间开展大量的谈判并达成共识。除加强卫生层面的区域一体化外，此类谈判还有助于为区域参与全球卫生外交奠定基础。

区域一体化与全球卫生外交的互动机制分为三种。

（1）内部。部分组织已明确其所在区域在全球卫生中发挥的作用（欧盟），或已完善与其所在区域密切相关的全球条约（如亚马逊合作条约组织致力于大力推广《关于汞的水俣公约》）。

（2）横向。区域组织相互合作，以期进一步完善卫生等方面的集体成果。此等合作既可在大陆内部开展（如东部和南部非洲共同市场、东非共同体、南部非洲发展共同体三方达成合作，共同寻求东非与南非的经济一体化快速发展），也可在大陆间进行（如欧盟、非盟和东盟就传染病相关问题达成合作，欧盟—南方共同市场的自由贸易协定已于近期公布，这些均可能对卫生带来积极影响）。跨区域的政治俱乐部（G7、G20、金砖五国）也对全球卫生事务越来越关注。

（3）纵向。近年来，部分组织已制定出若干纵向机制。首先，部分区域组织成员在世卫组织中秉持协调一致的原则，采用这一机制可对世卫组织区域内成员国间的既定协调进行补充。在此情况下，区域组织/集团扮演了投票团的角色。长期以来，欧盟都是如此。而近期，这一现象愈加普遍，如南美洲国家联盟开始呼吁大力打击假药。其次，事实证明，部分区域组织的政治立场有助于提高特定问题在全球议程中的优先级。例如，加勒比共同体在提高非传染性疾病在联合国的形象方面发挥了催化作用；太平洋岛屿国家在世卫组织和其他全球论坛上就气候变化发表了强有力的声明。最后，区域一体化组织可为全球卫生条约提供直接支持，这一点通过欧盟支持并加入《烟草控制框架公约》以及其有关《消除烟草制品非法贸易议定书》的谈判活动来证明。鉴于跨领域议程在大多数一体化进程中占据主导地位，区域跨部门外交在开展未来全球卫生条约（或对卫生产生影响的条约）谈判及执行现有条约的过程中，对于确保卫生目标的实现具有十分重要的作用。

由于全球频发卫生危机，迫切需要上述机制（内部、横向和纵向）能集中或同时被采用。在新型冠状病毒感染疫情期间，这种需求便得到了充分体现。尽管欧盟最初未能及时、快速地应对此次疫情，但它随后做出大量的协调和努力。除此之外，欧盟还领导开展了一系列艰难的谈判，筹得总额高达 7 500 亿英镑的恢复基金，并最终于 2020 年 7 月获批通过。与此同时，欧盟在全球层面提议并通过了世界卫生大会关于新型冠状病毒感染疫情应对措施的重要决议，为 GAVI 提供了大量的资源，发起了于数月内获得近 160 亿英镑承诺的"冠状病毒全球应对"（Coronavirus Global Response）行动。此外，非盟同样建立了新型冠状病毒感染非洲大陆联合战略、非洲联盟新型冠状病毒感染应对措施基金和医疗用品联合平台。在全球层面，非盟任命了一名特使，旨在动员国际社会为非洲大陆防治疫情提供经济援助，并积极支持世卫组织的全球疫情应对工作。就区域间（横向）机制而言，欧盟与东盟、非盟合作，迅速启动新型冠状病毒感染疫情应对对话，并在东部和南部非洲采用三方运输与过境便利化方案下的各种应对措施。然而，此次疫情也表明，成员国间的现有分歧可能严重妨碍整个组织内的协调，这一点在南方共同市场中体现得尤为明显。

总而言之，区域卫生外交对国家（或次区域）及全球层面的外交起到了补充与中介的作用。区域一体化有助于各国（特别是小型国家）分享集体意愿和专业知识，在全球论坛上共同应对卫生挑战。由此可以得出一个重要结论，即三个层面的卫生外交相互关联、相辅相成。

框文 13：非洲的全球卫生外交

疾病的传播日益威胁着非洲的国家安全、贸易、经济与发展等相关议程。这些议程是非洲《2063 年议程》的基石。非盟认为，在消除全球卫生威胁与实现《2063 年议程》的外交努力中，寻求更为广泛的目标之间的联系尤为重要，因此，非盟决定建立非洲疾病防控中心。此举旨在支持非盟各成员国的公共卫生倡议，同时加强公共卫生机构检测、预防、控制和快速有效应对疾病威胁的能力。非洲疾病防控中心在非盟的设立反映了其对外交工作的影响力，尤其是在全球卫生的背景下。卫生外交是非洲更广泛外交参与的一个重要方面。非洲疾病致使广大人民负担沉重，卫生筹资步履维艰，因此极其依赖外部资金的援助。这就要求非洲与国际利益攸关方开展有效的卫生外交，并采取协调一致的发展步伐，制定并开展全球卫生政策与行动，以促进非洲改善全民卫生。

卫生已成为外交谈判的一个重要筹码，这一点在近期全球新型冠状病毒感染疫情应对努力中得以证明。疫情暴发前，捐助方（双边和多边组织、私营部门等）的政治与经济利益，一般通过其一揽子卫生计划得以保障。这些计划旨在充分利用软实力，在安全、贸易协定和发展政策谈判中获取一定的相关性。非洲国家是这些计划的主要受益者，捐助方可在此基础上巩固自身影响力并进一步提升自身利益。相反，卫生外交在促进非洲国家利益方面的作用相对不足。然而在疫情期间，政府采取了一系列严厉政策及大胆行动，以减轻因新型冠状病毒感染疫情而造成的人力和社会经济损失，特别是减少非正规部门的损失，这些部门在此期间雇用的非洲劳工数量超过了 85%。公共卫生措施为政策和决策的制定提供了有利信息，从而缓解了疫情的蔓延，相关措施包括执行宵禁和封锁、实施安全边境倡议以及开展保障国家间贸易的一系列谈判。

为减轻此次疫情造成的影响，非盟国家元首和政府首脑大会主席团发表了一项联合声明，要求免除各国债务。由此表明，各方当前迫切需要以卫生目标为基础，采取政治与外交行动。

虽然非洲卫生外交近年来已日趋系统化，但其潜力尚未完全得到开发。尽管已制定出《2016—2030年非洲卫生战略》并建立了非洲疾病防控中心，但在《2063年议程》等关键议程设定文件中，公共卫生并未被视为核心优先事项。此外，在非洲疾病防控中心成立前，非洲在卫生问题上并未达成统一意见，导致各国更易受到不同立场和观点的影响。这一问题可通过以下两件事说明。

非洲作为区域集团，并未对2019年通过的《联合国全民健康覆盖政治宣言》给予统一支持。由于各国在签署文件时各自为营，非洲的集体谈判力量因此被削弱，最终导致部分国家签署了美国提出的全民健康覆盖替代声明，而该声明并未将两性健康权与生殖健康权纳入其中。

在2019年世界卫生大会上，20个国家（其中5个是非洲国家）提出了一项决议，旨在提高药品、疫苗和其他卫生产品的市场透明度。该决议为各国政府公平谈判提供了有利的信息。然而，这些国家却忽略了透明的部分关键要素。这是因为德国、日本、英国和美国均反对公布生产等成本及政府和其他团体补贴的有关数据。非洲国家日益面临着疫苗、药品和商品断供的公共卫生危机，然而整个非洲区域却并未反对世界卫生大会WHA72.8号决议中的这类遗漏问题。

新型冠状病毒感染疫情为非洲卫生外交提供了一定的发挥空间。同时，非洲对此次疫情的联合应对也为全球卫生进程创造了政策空间。各国政府充分利用非洲疾病防控中心或东非共同体、南部非洲发展共同体及西非国家经济共同体等区域经济共同体，协调疫情应对措施、政策和准则。南非总统以非盟主席的身份任命了4名非盟特使，旨在动员各方对非洲新型冠状病毒感染疫情应对提供支持。除卫生方面外，非洲亦在寻求经济捐助，旨在帮助解决非洲国家因新型冠状病毒感染疫情危机而饱受的经济挑战。通过协调各方一致参与，部分区域经济共同体和特使已成为非洲应对此次疫情的重要谈判方。应对框架方面的共识，促使各方在疫情应对中采取共同目标，进而更有可能获得传统捐助方和非洲慈善家的资金支持。这一富有协调性和战略性的卫生外交很可能对卫生及其他社会经济因素产生积极的影响。

在大力发展非洲战略卫生外交期间，非洲决策者不妨考虑采取以下行动。

（1）将卫生纳入外交政策的做法制度化。各国政府应合作制定共同立场，使其能够在全球层面的决议中具备一定的影响力。在区域内开展更加广泛的参与行为，也有助于在卫生问题上进一步达成协调一致的立场和对策，如联合准则、汇集资源（有利于第一响应者进行筹资、部署和采购等）以及交流最佳实践。

（2）以区域集团的身份进行谈判，以期管理复杂的伙伴关系并保护非洲利益。通过推进卫生议程，非洲可提高自身的购买力，加强创新技术、药品、疫苗和其他卫生商品的获取能力。通过加强外交官与卫生专家之间的对话，将确保卫生成为所有谈判中的主要考虑因素。要实现这一目标，需要在实施方案和研发期间建立具有包容性和透明化的决策原则。

培养发展和积极参与卫生外交的能力，也即寻找卫生与外交政策之间的衔接。非洲各国政府逐渐认识到，卫生安全不仅仅是单个国家的问题，此次疫情也显示出，进一步加强国内政策与外交政策之间的联系刻不容缓。决策者需要了解国际卫生协定，并预测随之而来的风险或威胁。就外交政策和发展协定（包括贸易和商业）事宜开展卫生议程谈判同样需要精湛的技术技能。为此，应对关键职位的官员进行技能培训。可将此类官员派往亚的斯亚贝巴、日内瓦和纽约等外交中心及外交部内部就职，以此加强能力培养。各国政府还应与学术机构合作，培养卫生外交能力，尤其需要让官员熟悉最新的公共卫生趋势。此外，各国政府还可进一步在本国外交部设立全球卫生外交单位，与外交使团卫生专员、非盟相关实体（社会事务部、非洲疾病防控中心、非洲大陆自由贸易区）、议员，以及世卫组织国家和区域办事处进行互动。

鉴于全球卫生外交在改善整个非洲的卫生指标方面起到了关键作用，因此必须对该区域的卫生外交方式进行改革并使之系统化。这对于提高非洲的谈判能力，以及建立优质机构以促进积极卫生外交和公共卫生成果都是必要的。

第8章 | 全球卫生的政策一致性

8.1 创造协同效应

当今时代，可持续发展目标尚需完成，社会、环境和经济政策之间联系紧密。因此，应将卫生平等与可持续发展战略相结合。然而，不同部门的目标也不尽相同，且通常会独立运作。除非明确指出潜在的共同利益，否则将卫生问题引入非卫生部门政策的行为均会被视为干涉。

一直以来，非卫生部门为促进卫生和预防疾病做出重要贡献。20 世纪上半叶见证了社会医学运动的兴起，下半叶迎来了《阿拉木图初级卫生保健宣言》（1978 年）《全民卫生战略》（1981 年）和《渥太华卫生促进宪章》（1986年）等的出台，这些皆为例证。近期，《全民卫生政策框架》（2006 年）、《健康问题社会决定因素报告》（2008 年）以及对于卫生在可持续发展目标中作

为交叉层面的强调（2015 年）都加强了卫生的跨部门方法。部分国际法律文件，如经修订的《国际卫生条例》（2005 年）和 2005 年生效的《烟草控制框架公约》，在保护和促进公共卫生方面均对不同部门（及整个政府）产生了一定的约束力。

不同的部门对卫生造成的影响有积极亦有消极，因此有必要敦促完成有效的部门间参与和协调。就国内外而言，这种整体外交（integrative diplomacy）对于促进卫生发展愈加重要。可持续发展目标的落实加快了向政策一致性和整体外交的转变。然而，政府却常常难以将内部不同部门的贸易和经济政策与国家整体以及全球的卫生目标保持一致。

跨部门互动正在加紧融入多边进程与谈判。虽然政策一致性的实现很难，但是它正变得尤为重要。一些国际法律制度框架下的谈判与进程说明了通过整体外交实现政策一致的必要性，典型的例子有《烟草控制框架公约》和经修订的《国际卫生条例》等、关于如何应对日益严峻的全球卫生安全和抗生素耐药性挑战的一系列多学科谈判以及在全球气候变化对话中对卫生做出的巨大贡献。

就全球层面而言，高优先事项的谈判不仅在多边论坛和首脑会议上定期进行，同时也愈加频繁地在特设高级别会议上展开。部分国家在应对与本国关系密切的谈判时会更加努力，在不同的组织、进程和会议框架内实现各级外交的协同互动，有时将这一战略称为"挑选论坛"。

8.2　高效使用现有机制促进政策一致性

政策一致性是指坚持共同价值观并实现共同目标。采取整体外交，利用普遍接受的平台（如《2030 年可持续发展议程》）能够有效地实现支持卫生与商定价值观（如人权）的跨部门一致性。

卫生类国际法律文件具备一定的约束力，可借此大力发展跨部门一致性。例如，《烟草控制框架公约》要求各国建立国家烟草控制协调机制。同样，经修订的《国际卫生条例》（2005 年）规定，为应对疾病在国际范围内传播而制定的公共卫生对策应"避免对国际交通和贸易造成不必要的干扰"。此外，环境、劳工、贸易和其他部门级若干条约均载有支持卫生目标的约束性条款。所有此等法律制度皆有助于促进跨部门协同作用。

教育、社会保护、农业、贸易和运输等部门对卫生所做出的贡献有目共睹。然而近年来，以前未被视为卫生部门日常工作伙伴的其他部门也愈加频繁地参与其中，如海关（《消除烟草制品非法贸易议定书》于 2018 年生效）、移民（人们对移民和卫生的兴趣日益高涨）和电信（数字卫生扩张迅速）等部门。因此，让专家和当局充分了解卫生与其他部门间的新兴问题，对于确保政策对话有效且一致十分重要。此外，政策网络在这一方面也发挥着日益重要的作用。

在某些情况下，当所有相关部门会因重大卫生危机（如疾病暴发或热浪）而聚集到一起，机会就会出现。随后的密切互动可增进部门间的相互理解与信任，并有助于维系后续的定期对话。

8.3　全球政策一致性的国内基础

一直以来，在世卫组织内外的多边谈判中，卫生及卫生相关问题的热度不减。由于卫生问题具有跨部门性质，因此一线谈判者常常面临巨大的压力，需要调和不同部门的观点，而这些观点又常常相互矛盾。在谈判会议的准备和进行期间就各种问题达成一致的政府立场，是决定谈判成功的一个重要因素。因此，各国政府常常建立国家多利益攸关方协调机制以支持多边谈判。部分国家已制定国家全球卫生战略，以全力发展一致性，同时阐明努力的目标（参阅第 8.4 节）。

国家协调机制因所涉问题和行为体的不同而异。然而，各机制之间依然存在部分共同特点。

卫生部所制定和采取的积极措施至关重要。这首先是因为，其他部门也许并未意识到，非卫生论坛上讨论的问题已对卫生产生了一定的影响（往往是隐性的，且主要是技术性的）。此外，若公共卫生未能得到有效的保护，则必须由卫生部门承担后果。

国家内部跨部门协调涉及技术与政治辩论。一般而言，就跨部门规则、规范和证据所开展的技术交流并不充分。在制定后续谈判任务时，常常需要达到更高层次的政治共识，这往往涉及妥协和权衡。

各国外交部需要参与其中，以确保国家相关多边承诺与优先事项保持一致。这种全方位的参与也许并不如部门间的交流激烈，但从政治和外交政策的角度来看，这一点仍然至关重要。在众多谈判（特别是在主要国际论坛和中心举行的谈判）中，外交部代表的身份是国家代表团成员，有时甚至是代表团团长。这使得事前协调更加重要。

通过提高相关国际组织方法的一致性，能够促进国家部门间的协调。世卫组织提出的跨部门论点，与世界银行、粮农组织、国际劳工组织和联合国环境署等其他组织相一致，这有助于增强各部门对彼此的理解与信心。

在进行多边谈判期间，就关键部门间问题达成共识往往异常艰难，主要是因为谈判强度在不断加大，谈判动态也在不断变化，此外，与首都相关部门协商的时间也不够充分。除非国内已做足准备工作，否则国家跨部门代表团内部几乎无法达成一致，其难度不亚于同其他代表团进行谈判。第11章详细阐述了如何与不同的非卫生部门工作相协调，包括卫生部门在此类协调中发挥的作用。

建立一致性的谈判平台是各国政府的责任，相关非国家行为者也常常会参与谈判进程。例如，通过开展多利益攸关方公开对话，能够为正式筹备工作提供资源投入。在相关的多边谈判中，充分利用民间团体和专业组织所具备的知识尤其有益。此类组织一般是国际联盟成员，作为观察员参与其中。

8.4 全球卫生国家战略的重要性

全球卫生是各国为解决全球问题制定国家战略的少数外交领域之一。瑞士是首个在 2006 年采取卫生相关外交政策的国家。自此以后，一些国家陆续通过了全球卫生国家战略，使其能够将本国的全球卫生承诺与国家卫生和外交政策保持一致。此类国家包括法国、德国、日本、泰国、英国和美国。此外，巴西、喀麦隆、加拿大、中国、挪威、南非和瑞典等众多国家也已确定一系列具体优先领域，从而更加积极地参与全球卫生外交。

迄今为止，大多数已制定并推行全球卫生战略的国家是捐助国、高收入国家和新兴经济体。它们为寻求特定地缘政治利益、争取国际影响力而不懈努力。然而，由于国家卫生与全球卫生密不可分，所有国家均有必要考虑采取这一战略。此外，低收入和中等收入国家应确保国家卫生战略满足捐助方期望，同时以国家（或区域集团）的身份参与国际论坛，从而促进捐助方供资，为国家卫生带来积极影响，这一点至关重要。

卫生部主要负责与世卫组织建立联络，通常专门设有部门来处理国际卫生事务。然而，在政治问题上，外交部所采取的立场相比卫生部而言更为重要。在某些情况下，外交部内部设有全球卫生协调中心，部分国家还专门任命了全球卫生大使。在高收入国家，发展部门和机构常常作为全球基金等卫生组织的协调中心，此类组织能够获得捐助方大量的财政捐助。上述不同的行为者将与日内瓦或纽约的外交代表进行在线互动，以阐明行动指示或发展立场。首要联络人一般为外交使团卫生专员，尽管此类专员有时是从卫生部借调的卫生专业人员，但在一般情况下，其均为分配至卫生部门的外交官（通常与其他部门携手）。

要想在国家层面实现全球卫生举措的一致性可能会异常困难，因为这需要与国内外各级机构和行为体共同合作。而政府部门与机构间存在着不可避免的竞争甚至冲突。这意味着，外交代表不得不应对并调和各政府部门的不同立场。就捐助国而言，其议会一般负责对全球卫生筹资水平做出最终决定。此外，议会还负责决定双边和多边支出的资金数额，并对控制预算的部门进行筛选。

在众多国家中，国际卫生部门力量薄弱、人手不足。然而，人们始终期望这一部门能够对不同的多边进程中出现的提议提出合理的技术建议，有时甚至还要求其代表本国采取主动行动，并制定相关决议。

随着世卫组织执行委员会和世界卫生大会的议程日渐扩大，其影响比过去更加复杂和政治化。为了全面参与此等议程，需要更加深入地了解正在进行的其他多边进程。例如，有必要探析粮农组织的有关谈判，以期获悉成员国对抗生素的立场。同样，捐助国若决定参与资助卫生系统，则需要卫生部或外交部（负责监督全球基金投资）与财政部（在世界银行代表本国）进行协调。

中低收入国家的各政府部门和外交部门往往能力不足，无法胜任复杂的谈判。此外，参加全球卫生谈判的小型代表团意识到，充分参与并影响此类谈判结果并非易事。成功的全球卫生外交的一个重要部分是需要在同一地区不同的国家代表间，或在日内瓦和纽约有共同利益的国家间分担彼此的负担。为此，非盟和欧盟等区域实体开始频繁地实施此类举措。

另一方面，中低收入国家的首要任务是，在全球卫生战略层面充分准备，与国际组织等各类全球卫生行为者进行接触。中低收入国家大多已制定出与世卫组织合作的战略。除卫生部外，其他政府部门和机构亦在此方面发挥着关键作用，主要表现在：①重点加强捐助者的协调。②争取外国投资以建立卫生体系。非洲国家长期以来就在呼吁加强捐助者的协调与问责。尽管在主要会议谈判中已达成了一系列协议（如 2002 年在墨西哥蒙特雷举行了发展筹资问题国际会议，其中有 50 多位国家元首和政府首脑及 200 多位外交、贸易、发展和财政部长出席了本次会议），但当地的现实境遇仍有诸多不足之处。国家层面全球卫生谈判的一个关键目标，是通过保持捐助方计划与国家计划的一致，提高捐助交付的效率。例如，埃塞俄比亚通过将全球基金和 PEPFAR 计划投资与本国优先事项相结合，建立起初级卫生体系。这不仅能够防治艾滋病毒，同时还可解决儿童疫苗接种、产妇保健、肺结核、高血压治疗及卫生改善等问题。

中等收入国家和新兴经济体，一方面努力协调国际捐助方提供的资金支持；另一方面积极参与全球卫生论坛，其工作重心往往处于二者之间。例如，巴西长期以来始终倡导药品普及，而印度则一直是动员全球防治结核病的主要驱动力，此外，俄罗斯在将非传染性疾病列入全球议程方面也发挥了重要作用。

框文 14：制定全球卫生国家战略

制定全球卫生国家战略，首先要在国家级外交官与公务员间进行信息共享、能力培养和内部谈判，以推广全球卫生战略概念，并加强其预期积极影响的意识。制定这一战略的依据是可持续发展目标所载的理念，即全球卫生问题与所有国家息息相关，无论其经济地位和政治影响如何，皆应在全球范围内共同为之努力。然而，这一理念目前尚未被普遍接受。此外，由于民族主义日益加剧，人们对多边体系的质疑也愈加浓烈。因此，确保各方在政治上接受这一战略变得十分艰难。鉴于此，德国政府于 2020 年 10 月通过的《2020—2030 年德国全球卫生战略》成为重要的信号。

在国家层面迈入全球卫生议程，意味着各国需加强对多边卫生机构和多边治理做出坚定承诺。但捐助国注重多边参与这一行为，也可能被部分人解读为削弱双边发展捐助之举，最终可能降低本国在全球舞台上的知名度和政治影响力。

制定全球卫生国家战略的主要挑战之一，是要实现各领域国家政策的一致性。应将全球卫生的跨部门性质视为国家和国际层面治理的一个关键因素。外交官需对此充分理解和考虑。全球卫生战略包含共同利益、和平与发展、道德价值观和多边主义等目标，而实现此类目标的主要责任在整个政府，而不仅仅在卫生部。

实现目标的关键准备步骤是与大量的利益攸关方进行磋商。磋商可由指导委员会进行监督，由卫生部和外交部（或发展部）共同领导更佳。国家指定的全球卫生大使可能是主持指导委员会的最佳人选。除指导委员会外，设立全球卫生国际咨询委员会也可以提供有益的意见，德国最近就开创了这种做法。协商的开展应从全面审查国家卫生和外交政策及国家的国际和多边承诺切入。经验表明，通过分享第零稿（zero draft）并诚邀利益攸关方提出意见和补充，比不限成员名额的协商更为有效，而利益攸关方的选择也必然会对协商结果产生影响。

接下来是设定优先级。国家战略意味着，具体的优先次序将因国家而异。然而，所有战略皆有一个共同特点，即致力于解决一切全球重大卫生问题，如防治流行病或解决抗生素耐药性。同样，国家战略还具有共同的基本价值观，如致力于捍卫人权、减少健康不平等和实现全民健康覆盖等。就全球卫生国家战略的优先事项作出决定可能是相当具有挑战性的。例如，支持普及政治言论与保护国家商业利益间将可能出现紧张的关系。

成功的国家战略不仅要确定政策优先事项，还要界定谈判场合的部门间关系。除定期开展部门间协调会议或实施具体的全球卫生进程外，还应结合部长、高级官员和主管官员层面的协作激励措施去实现这一目标。

最终，决策将由政府行政部门制定，立法部门一般不予进行辩论。

例如，瑞士全球卫生国家战略规定了六个优先领域，联邦公共卫生办公室、联邦外交部、国家经济事务秘书处和联邦知识产权研究所等不同的政府机构就这些领域商定出共同的解决办法。上述领域本身则由中央和地方政府机构、研究界、民间团体、私营部门和患者组织共同协商确定。战略正式命名为《2019—2024 年瑞士卫生外交政策》，旨在帮助瑞士在国家和国际层面制定协调一致的公共卫生政策。鉴于国际环境变化迅速，这一战略将定期接受审查。

《2019—2024 年瑞士卫生外交政策》的六大优先领域：

（1）卫生保护与人道主义危机。

（2）药品获取。

（3）可持续的卫生保健和数字化。

（4）卫生决定因素。

（5）全球卫生制度的治理。

（6）成瘾政策。

《2020—2030 年德国全球卫生战略》的五大优先事项：

（1）促进良好卫生、预防疾病和制定适当的应对措施。

（2）对环境、气候变化和公共卫生采取综合办法。

（3）加强卫生体系。

（4）消除跨境卫生威胁以改善人民的健康。

（5）加强全球卫生的研究与创新。

第三部分
全球卫生外交的成功要素

第9章 | 全球卫生外交成就

9.1 界定成功的全球卫生外交

全球卫生外交成功与否，主要取决于大环境和行为者。可通过衡量创造机会来改变事件发展方向的程度（在此情境下是有关健康和福祉的事件）来判断全球卫生外交是否成功。然而，在全球层面达成的协议必须在国家层面实施，甚至某些情况下也应在次国家层面实施。这意味着，全球卫生外交的成功在很大程度上取决于各国执行全球协议和决议的情况，而不仅仅是在国际场合取得的某些成果。在某种程度上，这种实施还受到相关协议类型的影响，如该协议是硬法还是软法。

值得注意的是，全球卫生外交的成功有时也与杰出的个人和谈判者有关。由于所涉议题的多样性和复杂性，在许多全球卫生相关谈判中，强烈的个性和赤诚的投入也起着至关重要的作用。

当然，全球卫生外交的成功还取决于相关国家或利益攸关方的首要目标。谈判一方认为的成功，可能对另一方而言意味着失败，这就是世卫组织致力于采用协商一致决策方式来确保各国均能参与的原因。然而，这种方式有时只能得到基于最低标准要求的结果。

成员国偶尔会试图将一些不值得全球关注的具体议题（如单一疾病的控制计划）提上世卫组织理事机构的议程，以取悦国内民众或既得商业利益集团。此外，在世卫组织议程上可能反复讨论某些尚未取得任何进展的议题，如打击伪劣医疗产品（世卫组织工作组多年来一直关注该议题），或销毁任何可能剩余的天花病毒。在这种情况下，政治企图会弱化公众的卫生利益。

新型冠状病毒感染疫情给世卫组织带来了新的挑战，中美之间的紧张关系使世卫组织的工作更加艰难，其必须利用有限的资源协调应对措施。在联合国，多边响应亦未发挥作用。由于常任理事国之间的分歧，安理会未能通过相关决议，以支持联合国秘书长关于疫情期间冲突地区停火的呼吁。

2020年5月，第73届世界卫生大会首次在线上举办。会上通过了一项有关新型冠状病毒感染防疫措施的决议（WHA73.1），决议的措辞平衡且谨慎。在一定程度上，本次大会取得了圆满成功。这项由欧盟发起的决议涵盖新型冠状病毒感染疫情的多个方面，并呼吁对国际社会应对疫情的举措进行独立评估，评估内容包括世卫组织在其中扮演的角色等。该决议将新型冠状病毒感染疫苗接种作为一项全球公益。此外，该决议还多次提及，各国在面对突发公共卫生事件时有权利用《与贸易有关的知识产权协议》的"灵活性"，合法打破国际专利规则——这是民间社会宣传工作的核心议题。

开展良好的全球卫生外交可以带来如下主要结果。

（1）更健康：所有国家的人口健康状况取得更好的成果，且全球卫生状况在可持续发展目标的实现过程中得到改善。

（2）更团结：国家之间的关系得到改善，广泛的行为者承诺共同促进卫生事业的发展，为卫生事业提供公共产品，支持多边主义。

（3）更公平：成果被认为是公平的，并且支持促进人权、减少贫困和增加社会正义等目标。

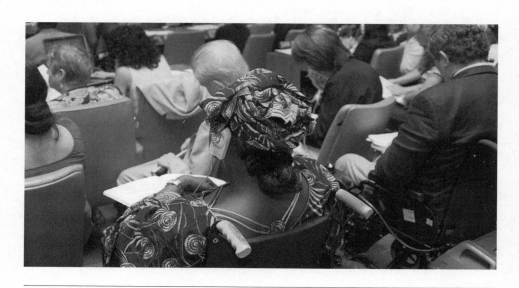

9.2 检验成就

下文将简要介绍 10 个示例，作为进一步研究和评估以往成功的全球卫生外交谈判经验的切入点。

示例 1：在其他行为者提供大力支持的情况下，联合国成员国通过协商谈判达成可持续发展目标。可持续发展目标包括近 50 个与卫生相关的子目标，其中多个目标仍需持续的谨慎对待和不同场合的协商谈判。因此，卫生事业被视为所有可持续发展目标的受益者和贡献者，而不仅限于针对可持续发展目标。对可持续发展目标的贡献程度，是衡量全球卫生外交是否成功的一个关键标准。多场高级别会议也推动了该议程的发展。

示例 2：过去的十年，全球卫生外交取得的一项主要成果是联合国大会（主要关注非传染性疾病、结核病、细菌耐药性和全民健康覆盖）和安理会（主要关注艾滋病、冲突地区卫生问题和埃博拉病毒）等联合国非卫生机构开始着手处理卫生议题。上述成功很大程度上得益于 G7 和 G20 对于支持卫生事业的声明。

示例 3：在 2019 年 9 月举行的联合国大会上，12 个涉及多边卫生、发展和人道主义的机构启动了一项支持各国更快实现与卫生相关的可持续发展目标的联合计划。该计划题为"人人享有健康生活和福祉全球行动计划"，旨在帮助各国确定其优先事项，并规划和实施其工作。此外，该计划还将为初级卫生保健等关键领域的工作提供支持。

示例 4：联合国于 2019 年 9 月 23 日举行的高级别会议通过了一项具有里程碑意义的全民健康覆盖宣言。该宣言指出，不仅获得医疗保健服务至关重要，获得健康的生活方式、有助于做出正确选择的信息、健康素养、健康食品、交通、更健康的环境和其他与健康相关的决定因素也尤为重要。

更多有关全民健康覆盖问题的高级别会议（2019）谈判详情，请参阅案例研究 2。

示例 5：加勒比共同体于 2007 年召开首个关于预防和控制非传染性疾病的国家元首和政府首脑峰会，并通过了题为"团结起来抗击非传染性疾病"的西班牙港宣言。加勒比海英语区曾是美洲地区慢性非传染性疾病人均负担最高的地区。基于成员国之间长期的卫生合作，以及过去通过集体行动消除及减少传染性疾病的成功经验，加勒比共同体决定着力解决非传染性疾病问题。随后，共同体通过成功举行联合国首个关于预防和控制非传染性疾病问题的高级别会议，将该问题上升为全球议题。

经过了近十年的全球卫生外交发展，在部分成员国的支持下，非政府组织和专业机构成功确保在联合国关于预防和控制非传染性疾病问题的第三次高级别会议（2018）上，将之前会议的焦点扩展至四种主要非传染性疾病（心血管疾病、癌症、糖尿病和呼吸道疾病）和四种主要的风险因素（吸烟、缺乏锻炼、酗酒和不健康饮食）。该次会议通过了清晰明了的方案，并将精神健康状况列为非传染性疾病，将空气污染纳入风险因素范畴。

然而，上述成果（政治承诺）受商业因素的影响，未能发挥其应有的作用。2011年《联合国关于预防和控制非传染性疾病问题高级别会议的政治宣言》涵盖各国政府关于通过国内和双边渠道提供充分资源的承诺。然而，该目标尚未实现。非传染性疾病仍然是全球范围内最大的、最缺乏资金的公共卫生问题。捐助国内经济、市场和商业利益集团对国际卫生决策的干涉抵消了政治层面的政策推动。大多数发达国家不太愿意追求政策一致性，也不太乐意承认在世贸组织框架下促进多边贸易体制发展与在其国际发展政策中促进健康发展之间的互通性。其实，上述二者犹如硬币的两面，是实现可持续发展目标的过程中不可分割的重要方面。

示例6：2014年，西非暴发埃博拉疫情，其病原体在全球快速传播，严重威胁人类的生命。然而，受疫情影响最严重的国家无能力充分应对该流行病，其领导人甚至不愿意承认疫情产生的全面影响。2014年8月，世卫组织宣布埃博拉疫情为国际关注的突发公共卫生事件，以提醒各国并敦促各国采取行动。随后，安理会宣布本次疫情属于全球危险事件，使国际社会可进一步增加对相关国家的直接支援。

示例 7：2019 年 5 月举行的第 72 届世界卫生大会通过了一项具有里程碑意义的决议，敦促成员国实行透明的政策。人权理事会于 2019 年 7 月通过了一项关于扩大药品可及性的决议。

上述世界卫生大会决议详情，请参阅案例研究 A。

示例 8：2010 年 5 月，世卫组织通过《全球卫生人员国际招聘行为守则》。该守则建立了包括道德准则、体制和法律安排等在内的全球框架，为卫生工作者移民问题的国际合作提供了指导。自 2004 年受命以来，该守则的起草共花费 6 年时间。事实证明，在漫长而曲折的谈判过程中，卫生工作者迁入国和迁出国需相互妥协，以达成令人满意但不具约束力的协议（Taylor 和 Dhillon，2011）。更多的全球卫生相关文件，请参阅第 5 章。

示例 9：自 2005 年世卫组织《烟草控制框架公约》生效以来，公约秘书处每两年出版一次全球进度报告，全面概述缔约方的执行情况。尽管各国之间的进度存在明显差异，烟草行业存在抵制，但许多已采取的措施有效减少了烟草的使用，这是一个巨大的成就。以下三个方面的措施尤其成功：创造无烟环境、禁止误导性烟草包装和标签，以及实施教育、交流和公共意识项目。但总体而言，公约条款在各国的执行情况参差不齐。

示例 10：2005 年修订的《国际卫生条例》是规范各国应对疾病国际传播、公共卫生准备及响应工作的关键法律文件。然而，埃博拉疫情和新型冠状病毒感染疫情的大肆传播都反映出各国缺乏准备。由于财政或政治原因，许多成员国缺乏足够的应对能力，无法履行其执行《国际卫生条例》规定措施的义务。

第 10 章 | 分析国家与地缘政治利益

10.1 了解全球卫生议题的复杂性

全球卫生外交必须同时应对几个错综复杂的问题：国际体系新的复杂性、全球卫生领域各组织及行为者的复杂性以及全球卫生问题本身的复杂性，这些都具有相互关联的社会、政治和经济决定因素。这种复杂性要求在国家和超国家层面做出向上的政治回应。然而经验表明，在日内瓦进行的谈判往往采用专业性和细分性的方法（technical and segmented approach）。鉴于全球卫生外交不能与地缘政治相分离，这种方法应该被抵制。

全球卫生外交官需要能够理解就一项决议或决定进行谈判背后可能存在的国家和地缘政治利益。有几个方面需要考虑。

世界正在经历一个转型和地缘政治不稳定的时期。全球化继续推进，这意味着一个国家的国内条件越来越多地被其他地方发生的事件和进程所左右。矛盾的是，对多边主义的信心和承诺正在减少，这导致区域主义、民族主义和保护主义的崛起。在世界的一些地方，基于法治的国际秩序受到公开的挑战。在这种紧张的气氛中，卫生是少数几个多边治理直到最近依然被完全接受和活跃的领域之一。但这种情况在新型冠状病毒感染疫情期间发生了变化，中国和美国之间的地缘政治对峙在全球卫生领域留下了印记。此外，一些国家出现了一种新的"疫苗民族主义"。

作为更大外交网络的成员，卫生外交官可以从其外交部的专业部门对世界状况和特定地区、国家和问题的定期分析中受益。外交官必须尽一切努力了解地缘政治的变化。同样，了解不同的思维方式也很重要。和其他外交领域一样，全球卫生外交中的很多学术分析都是从国际关系的西方视角出发的。其他观点和外交文化也需要被考虑在内。

10.2　在日内瓦及其他谈判中心建立关系

由于全球卫生议题与其他问题密切相关，因此既可在日内瓦（全球卫生外交的主要谈判中心）举行的论坛上与其他问题一起讨论，亦可单独举办论坛进行讨论。例如，药物可及性问题一直是世贸组织、世界知识产权组织、人权理事会、红十字国际委员会、联合国艾滋病规划署项目协调委员会、全球基金董事会以及世卫组织等讨论的议题之一。

外交官须与同行外交官以及代表团内负责跟踪日内瓦各组织工作的技术专家保持联络。若代表团规模较小，保持上述联络相对简单；若代表团规模较大，则需要外交官进行协调配合。日内瓦一些规模较大的代表团在这方面做得很好。此外，外交官还需具有主动性、相应的才能和充沛的精力，这些也是非常重要的。

与非卫生领域人士以及代表团内负责其他领域的同事进行沟通，有利于外交官提前意识到卫生领域外发生的重要问题，也有利于保持一国代表团在不同的论坛所持立场和观点的一致性。

与日内瓦其他代表团同行外交官交流的过程中，需以个人名义并在正式和非正式组织框架范围内进行。所涉及的组织包括非盟、欧盟、世卫组织区域办公室、次区域（如西非）以及同道国家或捐助国集合。

10.3　收集可用信息

研究世卫组织或其他组织先前谈判的文件和其他资料，有助于更好地了解待讨论问题的主题以及国家和地缘政治的复杂性。

此外，这样的信息收集有助于了解谈判国先前所持的立场，也有助于汇编先前商定的关于正在辩论的问题、与当前谈判相关的其他问题或进程的措辞范例。在这方面，联合国一致协商通过的决议和宣言是最有用的信息。在针对有争议的全球卫生议题进行谈判时，2015 年联合国大会可持续发展目标谈判期间所用的措辞可以作为建立共识的良好起点。

相比之下，未经一致核准的结论和报告所用的措辞对上述目的并无多大益处。例如，2016 年联合国秘书长有关药品可及性问题的高级别小组会议最终报告，在很大程度上为药品价格透明度决议的出台做了铺垫。2019 年，世卫组织通过了上述决议。然而，小组成员之间有关文件中若干其他议题的分歧，一定程度上削弱了上述报告的影响。

措辞协商一致的重要性不容小觑。某些特定的联合国论坛可能比其他论坛更适合使用某一敏感问题相关的措辞或用词。举例而言，关于艾滋病问题中有关性权利、生殖权利以及受艾滋病毒感染高危人群的措辞已被联合国大会决议采用，其可作为先例，用于支持其他组织决议中使用类似的措辞。

10.4　了解立场

外交官可凭借经验了解成员国在谈判中所持的立场。一位驻日内瓦的高级外交官曾表示，在其任职的第一年内，她花了大部分的时间来仔细聆听世卫组织会议中的讨论并仔细观察谈判过程，以更好地了解地缘政治和国家利益如何决定成员国所提的议题，以及各成员国在捍卫和主张本国立场时是如何体现地缘政治和国家利益的。各国通常根据自己的具体需求决定所持立场。首先，与其想要捍卫的利益相比，各国在声明立场时会显得更加激进，这样为谈判创造了一定的余地。

在谈判中，一些国家会不断地提出某些议题，或在某些议题上采取强硬立场，如非传染性疾病（俄罗斯）、初级卫生保健（哈萨克斯坦）、药物政策（瑞士）、不合格药品（印度）、结核病（南非）以及性权利和生殖权利（美国和北欧国家）。经过较长时期的观察，一些国家对上述议题的立场通常是可以预测的。例如，北欧国家支持性健康和生殖健康，而美国对上述议题的态度则取决于执政当局。

虽然欧盟成员国通常被预期会在同一议题上达成一致，但在性权利、生殖权利或预防非传染性疾病等问题上可能会出现一些异议。类似地，金砖国家现在的凝聚力也不如几年前了。

中国在世卫组织中具有较高的影响力，中国可能在不同的议题上与不同的国家结盟。例如，在安全议题上与俄罗斯结盟，在药品政策和价格透明度议题上与印度和南非结盟。南非在获得更廉价艾滋病药物治疗方面的历史性法律挑战，成为改变全球博弈的因素之一。通常在某个领域，某些国家在全球卫生论坛上会比其他国家更有发言权。

作为利益攸关方分析的一部分，全球卫生外交官必须认识到，（无论是政治层面还是经济层面的）隐藏利益都可以决定一个国家的立场，以及某个小国可能作为大国或集团的议程工具。

10.5　审视谈判集团与联盟

自 21 世纪头十年以来，尽管地缘政治格局发生了重大变化，但是长期存在的国家集团在卫生谈判中通常结成联盟。虽然美国的霸权地位一度被不断削弱，但其仍然处于主导地位，与各国结成不断变换甚至有时出人意料的联盟。尽管匈牙利和波兰等国在女同性恋、男同性恋、双性恋、变性者、性权利、生殖权利、健康和移民等敏感议题上倾向于否认欧盟共识，但是欧盟国家在谈判中仍始终采取共同立场。非盟是另一个集团。当所讨论议题的政治性大于技术性时（如某个国际组织的内部选举），非盟国家往往会更加紧密地团结在一起。当然，还有其他几个区域国家集团尚未提到。更多的信息请参阅第 7 章。

在筹备谈判时，可参照下列图表分析谈判集团及其成员和其他利益攸关方（图 10-1）。

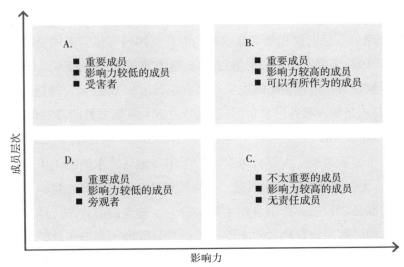

图 10-1　谈判集团及其成员和其他利益攸关方

资料来源：http://www.mspguide.org/tool/stakeholder-analysis-importanceinfluence-matrix。

虽然国家集团可能在待谈判议题上采取共同立场，但一旦谈判开始，集团内部国家仍可能表达己方具体的观点。然而，该集团决定的任何红线都应该被成员国尊重。

国家外交代表将定期研究联合国范围内的政治团体和投票集团，以及这些集团的运作情况。包括美国在内的一些国家可能利用公开的联合国记录跟踪其立场与投票的吻合度，而一些研究者和智库已经对投票模式进行了分析，这对于外交官而言可能很有帮助。

作为非盟或欧盟等国家集团成员的好处在于，对所涉议题有特殊利益的成员国（即执行国）可负责谈判的详细准备工作。凭借集团内部相互信任的关系，其他成员可以从上述工作中受益。某些特别集团也起着非常重要的作用。举例而言，成立于 1964 年的日内瓦集团，是一个由联合国成员国组成的非正式集团，其中各成员国分别承担联合国固定预算 1% 以上的费用。上述国家集团和个别国家，如欧盟、非盟、美国、英国、法国、德国、日本或巴西，在全球卫生领域拥有巨大的影响力。这些集团和国家往往对谈判中可能出现的所有议题都有自己的立场。许多其他国家代表团会认真听取别国之间的辩论，但只就具体议题发言。例如，俄罗斯始终积极参与非传染性疾病和卫生安全等议题的相关讨论。某些小国派驻日内瓦的代表团规模较小，其外交官必须同时处理卫生、人权和劳工等议题，而且其国内可供借鉴的全球卫生专业知识较少，因此通常不会积极地参与谈判，除非该议题对它们而言至关重要。这些国家可能是某一地理集团的成员（如中东和北非），或是与其他大国组成临时联盟，又或是加入某种国家集团，进而独立或与其盟友共同捍卫自己立场。

永久联盟以东南欧卫生网络（South-Eastern Europe Health Network）为例。该联盟由 9 个国家组成，大部分来自巴尔干半岛地区。东南欧卫生网络成立于 2001 年，旨在加强国家卫生系统，增强区域稳定，帮助该地区做好实现欧盟一体化的准备。目前，跨国合作主要采取卫生外交的形式，这体现了世卫组织管理机构之间一致行动的重要性。通过参与欧洲国家卫生政策议题谈判并从中吸取经验，东南欧卫生网络成员也可以在世卫组织的全球谈判中发表具有影响力的言论。

第 11 章 | 与非卫生部门的协调

11.1　卫生部门与其他部门在国家层面的联系

目前，各部门在促进全球卫生发展方面的作用尚未达成共识。卫生部门与某些部门的合作由来已久，但与有些部门的合作是最近才发展或刚建立的。在非医学的谈判中探讨卫生问题，可能导致错失促进卫生的机会。下面将讨论在推进全球卫生议程发展方面能发挥重要作用的部门。

外交政策与卫生的关联性愈加明显，这是多重因素共同作用的结果：卫生议题在关键全球议程（经济、安全和社会正义）中的重要性日益凸显；全球卫生领域面临愈加严峻的挑战，呼吁全球提供解决方案；卫生领域国际行为者和谈判的增多；联合国和有影响力的政治集团对全球卫生议题的重视程度不断提高；各国卫生相关承诺与其他国际承诺之间的协同和不对称性（往往是冲突）混杂。外交政策与卫生的相互作用是多方面的：卫生可以是外交政策不可分割的一部分。在多边论坛中，可以用外交政策和外交手段来促进（通常是保护）卫生发展。反之，卫生可以作为实现其他目标的外交政策工具。由于范围较广，在多边领域中大多数卫生相关部门之间的关系体现了卫生与外交政策之间的关联性。

财政和预算事宜一直以来是卫生政策的重要因素之一，特别是在实现全民健康覆盖方面。跨部门卫生外交的相关问题包括融合各国政府卫生和财政政策、评估卫生系统财政可持续性的政治和体制风险、建立卫生部和财政部之间的合作机制（尽管这很难，而且在实践中并非总是有效）、药物和卫生技术的成本效益分析、价格控制战略以及创新卫生筹资方法（增税或新税经常导致经济扭曲，所以应保持谨慎）。

国际贸易可促进或阻碍卫生事业的发展。贸易与卫生相关联的关键问题包括：传染病的跨境传播和食品安全，主要涉及基于卫生考虑出台的与贸易相关的法律；药品和医疗技术的准入，主要涉及进口关税和知识产权；卫生相关的服务贸易，主要涉及跨国医保和医疗、远程医疗和医疗旅游；软饮、烟草等不健康产品的相关贸易问题。《TRIPS 协定》《贸易技术性壁垒协定》《卫生和植物检疫措施实施协议》《服务贸易总协定》等多项世贸组织全球贸易协定均涉及大量的卫生问题。此外，区域层面也出台了很多类似的贸易协定（通常为双边协定）。

因此，在国际贸易谈判中经常涉及卫生议题——特别是在贸易和经济利益面前保障公共卫生权益。近年来，国际投资协定对卫生事业的潜在影响日益突出。例如，相关协定可用来质疑强有力的国家烟草控制措施。在贸易和投资谈判中，保持警惕和使用外交手段对保障公共卫生权益至关重要。

环境对卫生影响深远。世卫组织估计，更好的环境可减少全世界 23% 的死亡。环境背后的卫生决定因素是多方面的，主要包括空气污染（环境和家庭）、水和卫生设施、化学品安全和辐射等。全球关注的另一个问题是气候变化，因为气候变化会引起极端高温和降水、空气污染加剧、粮食和水不安全，以及媒传疾病和水传疾病等卫生风险。因此，必须与运输、住房、能源、农业、土地规划、水资源管理和工业等众多非卫生部门协调工作。全球层面的方案和进程可以促进国家内部跨部门交流的开展，包括《水与可持续发展十年行动计划（2018—2028 年）》，多项环境条约下取得的相关进展，以及正在进行的有关气候变化的全球对话。

教育通过改善就业前景、增加收入、提高生活条件、增强读写能力、扩展信息可及性以及提高一般生活技能等，对卫生产生积极的影响。投资教育相当于投资卫生。反过来，更好的卫生有助于改善学习环境、创造机会和取得成就。从卫生外交的角度来看，由于卫生和教育问题往往与其他社会问题并存，如住房条件和失业问题，有望在跨部门和多部门对话的条件下开展上述两个部门之间的对话。值得考虑的是，相关多边论坛（如联合国人权条约和联合国教科文组织条约及建议下取得的相关进程）有着同时促进卫生和教育事业的潜力。

劳动和社会保障对卫生起着关键作用。就业政策为家庭创造足够的收入，促进积极的生活方式，增加获得卫生服务的机会，提供社会福利，创造有利于健康的工作条件和职业安全，预防职业不安全，从而促进卫生事业的发展。反过来，良好的健康可增加工人的工作时间，提高工作效率。住房政策对于改善社会和生活条件、预防伤害和疾病至关重要。劳动力市场和社会政策之间有协同作用，有助于减少社会排斥和不平等现象。跨部门外交可以在国内或在类似于国际劳工组织等多边论坛上产生上述协同效应。

食品和农业在传统观念上就与人口健康紧密相关。有效的农业政策可增加更健康、更安全食品的供给和负担能力，这是应对营养不良、不健康饮食、肥胖、非传染性疾病和食源性疾病等问题的关键。人类卫生和动物卫生部门之间的合作在对抗抗生素耐药性的斗争中至关重要。有必要在整个食品供应链上进行协调，包括采用更好且更加可持续的生产加工模式、完善准确的营养标签制度等，从而确保生产更健康和更安全的食品。此外，卫生还与贸易、环境、消费者保护和教育等其他部门有重要的联系。

从全球卫生外交的角度而言，现有的多项多边机制为跨部门对话与合作提供了机会，包括粮农组织、世卫组织国际食品法典委员会和国际营养学大会。世卫组织相关条约下的机制，如《卫生和植物检疫措施实施协议》《贸易技术性壁垒协定》以及粮农组织、世界动物卫生组织和世卫组织有关抗生素耐药性议题的三方合作等。

水对卫生至关重要。获得净水和卫生设施是一项基本人权，改善这项人权是可持续发展目标之一。主要的水资源问题包括质量标准、供应、安全、获取、储存和废水处理等。国家和地方各级卫生和水管理部门之间的合作对保障公共卫生至关重要。

在国际层面，各国往往通过水资源外交来促进卫生事业发展，具体包括解决稀缺水资源相关分歧和冲突，以实现合作、稳定与和平。多项地方出台的机制为水资源外交及与之相关的卫生议题提供了支持。《水与健康议定书》（《水公约》①补充协议）是泛欧大陆针对水资源问题执行的多边对策之一。其他地方采取的对卫生问题产生影响的扩展水资源管理方面的合作机制还包括亚洲湄公河委员会、非洲乍得湖流域水资源委员会、欧盟水框架指令和南美洲瓜拉尼含水层协议。国内跨部门对话有助于加深上述合作。

交通在许多方面都与卫生有关。主要的交通问题包括道路安全、空气污染、噪声、交通拥挤、温室气体排放、流动限制和久坐的生活方式。推动安全、无障碍和负担得起的公共交通发展，提倡步行和骑自行车，可显著改善人口健康。交通与卫生的关系还与环境和城市规划政策有关，更普遍地，也与可持续发展有关。国家内部的跨部门和多部门对话对于改善交通相关的卫生情况至关重要。一些多边论坛也经常探讨类似对话，如全球道路安全问题部长级会议、《2021—2030年道路安全行动十年》、世卫组织与联合国欧洲经济委员会联合实施的《泛欧运输、卫生和环境方案》，以及涉及空气污染、体育活动和非传染性疾病等问题的各类多边论坛。

11.2　与其他部门的新联系

11.1节讨论的相关部门对卫生方面的影响早已被广泛认可。然而，随着全球化以及跨国因素对卫生的影响越来越大，其他部门与卫生的联系也逐渐突出。

执法对公共卫生的影响日益增加。这两个部门之间的交叉领域包括预防暴力、酗酒和吸毒、道路安全、灾难、性工作、心理健康管理、贩卖人口以及最近的烟草制品非法贸易（涉及海关，另一个与卫生有新联系的部门）。更广泛地说，这种联系还扩展到社区安全、公共保护、移民、疾病暴发管理和监狱卫生。卫生部门与执法部门的合作有助于促进各国卫生工作的发展，还有助于加强相关国际论坛上的跨部门外交，如联合国毒品和犯罪问题办公室支持的进程和机制、《消除烟草制品非法贸易议定书》的实施谈判，以及关于

---

① 《跨界水道和国际湖泊保护与利用公约》（1992年通过）。

道路安全和暴力问题的全球辩论等。

移民与卫生之间的联系并非近期才建立，但却在 21 世纪引起了特别关注。这是一个跨部门和多边外交相互促进的领域。此外，国内外卫生部门需采取相关措施，满足难民和移民的健康需求，并缓解难民和移民对过境国和目的地国医疗体系带来的压力。这种联系还涉及多个非卫生部门，包括教育、就业、社会保障、住房、执法和外交政策等。更广泛地，卫生与移民的联系直接关系到公平、团结和人权的基本价值。近期通过的《安全、有序和正常移民全球契约》和《全球难民协议》（均在联合国的支持下），以及在世卫组织、国际移民组织和联合国难民事务高级专员办事处的相关论坛，为跨部门和多边对话创造了更多的机会。

信息技术和电信与卫生之间的联系是新建立的，全世界对数字卫生日益增强的兴趣可证明这一点。因此，世卫组织启动了与国际电信联盟的合作，建立了多学科平台，发布了首份数字卫生干预指南（2019 年）。上述措施为加强跨部门对话创造了新的机会。

11.3　卫生部门在跨部门合作中的作用

卫生部门在跨部门对话与合作中发挥着核心作用。预计卫生部将启动这类合作，倡导联合解决方案，提供证据，协商应对措施，并以身作则。值得注意的是，大多数国家的卫生部门并不擅长在其他部门中维护卫生权益。事实上，这常常成为全球卫生外交的责任。

从卫生外交的角度来看，卫生部门要始终把卫生问题放在本国政治和外交政策议程的重要位置，从而加强其在国内外跨部门对话中的影响力和号召力。

卫生部门还应考虑处理跨部门议题的其他方案。例如，对于那些对多部门有重大影响的问题，应争取得到整个政府的决定，而非推进由卫生部门单独做出的决定。同样，与议会就多部门问题进行交流和反馈，可以强化议会能提供的政治（立法的）支持。

早期对主要经济立法和举措进行卫生影响评估是卫生部门能够采取的另

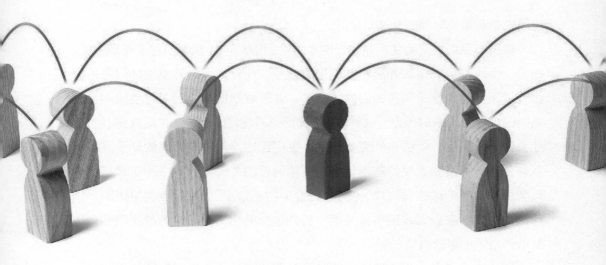

一种方法，而且常常会很有效。最后，卫生部门应利用相关国际法律文件的影响力，更好地做出跨部门反应。例如，世卫组织《烟草控制框架公约》包含对若干非卫生部门具有约束力的义务。同样地多数国家签署的各种非卫生条约（涵盖人权、劳动和环境等领域）的全面执行，也有助于促进世界卫生事业的发展。

全球卫生谈判成功的 12 个建议：

（1）为不同的情况做好准备。

（2）提供清晰的计划、时间表和截止日期。

（3）与秘书处（世卫组织人员）建立信任。

（4）了解主题：仔细阅读并咨询专家的建议。

（5）了解合作伙伴及其优劣势，确定其愿意妥协的程度（红线），考虑其立场的灵活性。

（6）确定任何既得利益：个人野心、地缘政治议程等。

（7）与主要成员国、谈判中心立场一致的集团、同行外交官等建立联盟。

（8）了解并应用程序规则。

（9）适应文化背景。

（10）注意战术：请求更多的时间，说明建设性的折中方案、成套方案和保全面子的解决方案等。

（11）考虑会议外的选项：非正式单方会议、茶歇交流等。

（12）记住：在所有的事项达成一致前，所有的事情均无法确定。

12.1　全球卫生外交所需的能力

能力可被定义为使人们能出色完成工作的技能、知识和态度。最近的一项定性研究探讨了芬兰外交服务的能力管理状况，试图确定称职外交官的主要特征（Kallinen，2016）。经济合作与发展组织制定了各级员工的能力框架（OECD，2014）。这一清单式框架中的许多要素也适用于全球卫生外交（参阅框文 15）。世卫组织也有自己的胜任力模型。[①] 有效的全球卫生外交需要具有不同技能的各学科专家之间相互协调，特别是外交和公共卫生领域的专家。全球卫生外交官来自最具多元化的环境，因此他们对全球公共卫生和卫生政策的了解程度差异很大。经验表明，负责培训外交官的外交机构需培养外交官卫生交流、分析和公共卫生道德方面的知识、技能和能力，以便其能够更有效地促进全球卫生事业的发展。同样，培训卫生专业人员的公共卫生机构也需确保，这类人员具备外交技能以及外语和外交事务等方面的丰富知识。

可以说，成员国外交官和专家需在世界卫生大会谈判过程中身兼数职：除了参加世界卫生大会的正式会议（包括全体会议和委员会会议），还需参加编制组会议，参与区域协商，并与有相似利益的国家和非国家行为者的相关人员进行非正式会议。此外，还要在协调会议、会外活动和技术简报会上进行进一步的非正式互动。在休息时间和招待会上进行的非正式会议不可忽略。大多数实质性谈判是在编制组内而非委员会内进行。一般情况下，非政府组织不得参与编制组会议，只有成员国和世界卫生组织重要的工作人员才能参与。

确保外交人员具备综合能力，可以提高全球卫生外交谈判的专业性，并增加谈判成功的可能性。泰国建立了系统的国家机制和能力，培养年轻的全球卫生外交专业人员。泰国当局已认识到培养和发展综合能力，并在世界卫生大会和现实生活中实践综合能力的重要性。

12.2　了解价值观

价值观是全球卫生谈判的支柱。全球卫生主要涉及提供全球公共产品。在实现全球卫生目标的过程中，必须考虑人类的尊严、权利、公平、普遍可及性等关键原则。某些国家可能会表达自己的价值观和偏好，或者坚持以自

---

① https://www.who.int/employment/competencies/WHO_competencies_EN.pdf.

己的方式解释普世价值，这可能导致在全球卫生议题谈判中产生摩擦。各国甚至可能划定红线使达成可接受的妥协更加困难，这种情况越来越频繁——尤其是在全球卫生谈判中。

例如，2016 年在纽约举行了关于联合国大会世界毒品问题特别会议成果文件的谈判，此次谈判未能跨过部分国家反对废除毒品相关罪行死刑判罚的红线。虽然部分国家认为对这种罪行判处死刑是侵犯人权，但最终同意放弃其立场，并签署了一项未提及废除死刑的声明。然而，在宣言通过后的几分钟内，这些国家在联合国大会上提出了反对意见，并表示要保留上述声明。这些国家认为，将没有经过批准的宣言作为特别会议的成果，比起勉强同意将这一问题排除在文本之外，对未来的全球健康和人权会构成更大的风险。

部分国家会认为，有些全球卫生谈判所涉议题的普世价值与其自身价值观或利益不一致。这些议题包括公平获得药品（这对知识产权框架和国家制药业的利益构成了挑战）、性权利和生殖权利、性少数群体的权利、公民自费医疗（对一些国家来说，这是不可接受的）和减少危害（尽管世卫组织提出了建议，但一些成员国仍无法接受这种医疗干预）。

各国有时可能会基于实证而非价值来划定红线。例如，芬兰基于国家流行病学研究和成本效益考虑，反对人人接种乙肝疫苗。然而，这一立场与旨在最终根除该疾病的普遍疫苗覆盖的概念相悖。

12.3　谈判策略与冲突解决

谈判策略主要有哪些？为什么世卫组织更倾向于协商一致的决策方式？

在谈判中，策略是指熟练地使用现有手段，以达到预期结果。在全球卫生外交中常用两种不同类型的谈判策略：政策型策略（整合式谈判）和交易型策略（分配式谈判）。

在政策型策略（policy type tactics）中，各方分享其观点和价值观，并努力达成合理的妥协（或双赢局面），世卫组织管理机构谈判中常会出现这种情况。在交易型策略（transaction-type tactics）中，权力因素占主导地位：一方通常以牺牲另一方为代价赢得胜利，如与药品供应进行商业合同谈判。联合国系统之所以更倾向采用协商一致的决策方式，是因为它赋予谈判结果的合法性，并使其实施的可能性更大、政治成本更低。然而，这种方法非常耗时，掩盖了政治和意识形态的分歧，并有可能阻碍紧急情况下的快速行动。

整合式或双赢式谈判（integrative or win-win bargaining）意味着，各方寻求有利于彼此的解决方案。这种方法要求各方进行合作，并通过做出一定的让步来达成妥协，这是全球卫生外交中首选的谈判策略。

谈判中，整合式谈判的基本要素包括：

（1）确定利益。试图了解各方利益，以及如何通过双赢解决方案来满足所述利益。

（2）人。将人与问题分开。谈判伙伴之间的关系越好，达成最佳双赢解决方案的可能性就越大。

（3）替代方案。在谈判开始前就考虑替代方案，这是至关重要的。若谈判未达成一致，有替代方案意味着可在晚些时候重新展开讨论。

（4）选项。与其他各方一起提出现实的选项，有助于获得双赢的解决方案，可以通过集体头脑风暴来完成。

（5）标准/合法性。有时两方（或多方）可能会提出不相容的解决方案。在这种情况下选择解决方案，即使看上去公平，但也可能导致怨恨。相反，共同决策可能有助于达成协议。

（6）承诺。只有各方都尊重结果并信守承诺，谈判才能成功。

（7）沟通。良好的沟通技巧对于获得最佳解决方案很重要，且可能有助于消除其他各方的怀疑或敌意。

分配式或输赢式谈判（distributive or win-lose bargaining）是一种竞争性谈判策略。在这种策略中，一方只有在另一方失去某些东西的情况下才会获胜，在全球卫生谈判中应尽量避免这种情况。在分配式谈判中，最终的目的不是达到双赢局面，而是让一方尽可能地赢。双方将努力从需要分配的资产或资源中获得最大的份额。

分配式谈判策略和整合式谈判策略，见表12-1。

表 12-1 分配式谈判策略和整合式谈判策略

分配式谈判策略	整合式谈判策略
一种谈判技术，由此各方试图从确定的资源中为自己获得最大的价值	可被定义为试图通过双方都能接受的解决方案来解决争端的谈判策略
竞争性策略	采用合作方法
非输既赢	侧重双赢
资源有限时，采用分配式谈判更佳	资源丰富时，采用整合式谈判更佳
各方旨在实现各自的利益和个人利益	各方旨在实现互利互益
一次仅讨论一个议题	同时讨论多个议题
谈判氛围是受控和可选择的	允许进行开放的、建设性的交流

资料来源：Vskills（2019）。

谈判过程中随时可能发生冲突。最常见的原因是利益对立。冲突的解决很大程度上取决于以下策略的使用：

→ 与其他谈判方建立良好的个人关系和相互信任，并了解其观点、文化背景、利益和制约因素，这是非常重要的。在谈判早期，一次非正式的晚餐有助于达成上述目的。幽默有时有助于缓解紧张，抽出时间交流也可以创造和谐的气氛。

→ 了解谈判背景和各方背景，确定重要议题，这是至关重要的。若某一方似乎不愿做出让步，与持有与该方类似观点的其他关键非国家行为者接触，可能有助于找到达成妥协的方法。

→ 在谈判中，开场白至关重要，因为这设定了所有攸关方的期望基准。一份乐观的开场白会带来很高的期望。但危险在于，若达成的协议未达到期望结果，则谈判可能会被视为失败，尽管事实上达成的协议已是一个较好的结果。

→ 重申核心的共同目标，包括支持全球卫生和人权的基本原则，有助于提醒与会者的共同价值观。

→ 就拟达成结果的客观评价标准形成一致是很有帮助的，因为这样为评估拟解决方案提供了实用的方法。

→ 即使在正式谈判中，也可能创造性地解决问题，提出新的解决方案，但这需要主持人具有优秀的领导力，也需要各方相互信任。

→ 虽然取得某种结果很重要，但如果这可能危及其他各方之后批准或执行该协定的情况，则这种结果将毫无意义。因此，尽可能地让各方对结果满意，这是至关重要的。

→ 谈判各方必须记住，在所有事项达成一致前，没有任何事项是确定的。这通常意味着需不断修改文档，同时就多项议题达成一致。

→ 会议经常持续到深夜，尤其是在会议的最后一天。谈判临近最后期限会给各方造成达成协议的额外压力。这意味着外交人员必须做好长时间工作的准备。

12.4　了解规则与程序

在多边谈判中，熟悉和理解相关规则和程序是至关重要的。在世界卫生组织，理事机构的议事规则决定了程序的进程，规定了发言人是谁、何时发言，以及在何时发言。各代表团也可以利用议事规则获得战略优势。

部分关键术语的定义如下：
→ 程序（procedure）指会议进行的方式，载于议事规则中。

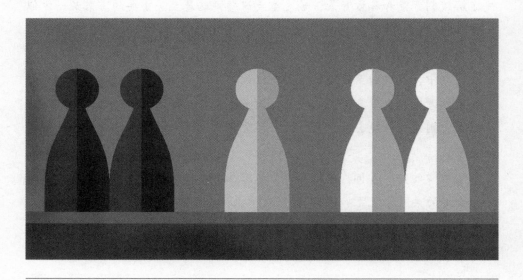

→ 议事规则（rules of procedure）指详细说明会议安排的文件，规定了主持人的职责，并解释了如何处理程序性动议或违反规则的后果。如果是既定会议，议事规则通常是前几届会议商定的。对于新的会议，则需在会议开始前由各方商定并达成共识。

→ 流程（process）指提议处理方式，尤其是其步骤和顺序。所有相关的正式程序也均载于议事规则中。

12.5　了解全球卫生行为者和国内合作伙伴

外交技能始于培养倾听和理解他人观点的能力。全球卫生领域的参与者非常多样化，包括政府、学术界、私营部门、地方社区和民间社会等。要想在全球卫生外交中取得成功，首先需要获得国家当局的支持。此外，还需在日内瓦（和其他国际谈判中心）建立强大的谈判基础，熟悉利害攸关问题，并借鉴专家、民间社会和其他利益攸关方开展的全面分析。一个精心准备的会议地点需获得政府同意。完成这些任务需要多项能力，尤其是与首都官员和其他参与谈判的外交官建立良好工作关系的能力。

在政府的第一道关口应是外交和发展部门外交官以及卫生领域政策制定者的联系。在外交部，应咨询部长政治顾问、负责管理联合国和其他多边组织关系的外交官，以及负责处理各洲/区域实体以及提供双边国际发展援助的机构事宜的外交官。

了解卫生部的职责和战略目标，确定卫生部内部的关键决策者，也是至关重要的。卫生部主要关注国内公共卫生和公共安全。除传染病、应急准备和《国际卫生条例》的执行外，卫生部通常不关注全球问题。

在国内与政府的对话应扩展至其他部门，包括负责财政、贸易、农业（即"全民健康覆盖"方针下的问题）以及教育、性别平等和家庭等领域的部门，还有一些专门实体，如负责医药产品评估和监督的国家机构。卫生部门与其他部门之间的联系详载于第11章。

12.6　了解其他非国家行为者的立场

与其他政府的谈判可能在各国首都进行，但主要的谈判作为前线外交（front-line diplomacy）在日内瓦和纽约举办，或者以特设多边论坛的形式进行。在日内瓦，谈判主要涉及各国代表团的同行外交官。在 G7 或 G20 等其他谈判论坛上，参与谈判的一线外交官称之为"协调人"。

在这方面，建立和扩大人际关系和构建网络是未来谈判的重要价值。这种网络可以是正式结构或联盟形式。然而，最有效的网络是非正式的，且是基于人际关系的。

与志同道合的代表团建立良好关系并结成联盟，对于确保谈判取得有利的结果至关重要。可以与本身的伙伴国家建立联盟（如与区域集团或政治集团内的国家建立联盟），也可以建立临时联盟，这取决于谈判所涉议题。虽然伙伴国可能有不同的观点，但这并不妨碍寻求与其代表建立个人关系。

尊重他人观点并对文化差异保持敏感至关重要。除技巧之外，换位思考（即站在别人的角度看世界的能力）和情商（即了解自己和他人情绪的能力）也是至关重要的。即使是在紧张和困难的情况下也应始终保持礼貌，这有助于继续进行讨论。

了解伙伴国立场需要耐心和暂时抛开自己的信念和观点的能力。然而，理解其他各方立场背后的原因可能更困难。有时所述原因很明显，如果谈判涉及另一代表团一贯采取公开、强硬立场的议题（如美国在性健康和生殖健康问题上的立场，或俄罗斯在减少伤害问题上的立场）；有时所述原因不太明显，特别是谈判议题与相关国家政治或贸易议程上的另一议题有关时。因此，卫生可能被用作实现其他目的的手段，如促进药品和医疗基础设施出口。在其他情况下，谈判国采取的立场很可能是为了故意推进第三方政治目标。因此，不仅要听清楚在谈论什么，还要听明白如何表达才能让他人以最恰当的方式做出回应，这是非常重要的。

最后，自信是能够影响他人，并在谈判中取得折中解决办法的先决条件。自信不仅是个人技能，还是对谈判充分准备的体现。

1. 与非政府组织合作

各类社区和整个民间社会是全球卫生的主要利益攸关方。民间社会代表应切实参与全球卫生问题谈判的筹备工作，这是至关重要的。

卫生领域的非政府组织能够在谈判中表达患者观点，它们往往比政府和卫生保健提供者更容易接触弱势群体和被歧视的群体。民间社会和当地社区的参与可确保卫生方案更能满足人们的需求。

民间社会通过收集和分析公共实体无法轻易获得的数据，从而发挥着更重要的作用。例如，欧亚大陆和世界上其他地区的民间社会组织网络，从歧视和犯罪化性工作者和男男性行为者的国家中，收集了大部分性工作者和男男性行为者的艾滋病毒流行病学数据。

与民间社会合作通常意味着与伞形组织和关系网络合作，而非与单个非政府组织合作。关系网络和伞形组织可提供许多其成员组织的观点，并经常获得大量的全球卫生和全球卫生外交方面的专业知识。

全球基金、GAVI 和联合国艾滋病规划署是全球卫生领域中的三个多边决策机构。在这些机构中，社区和民间社会凭自身实力作为谈判伙伴，而不仅仅是其他谈判者的输入提供者。

2. 与私营部门合作

外交人员在准备多边谈判时，不会非常频繁地收集营利性私营部门的观

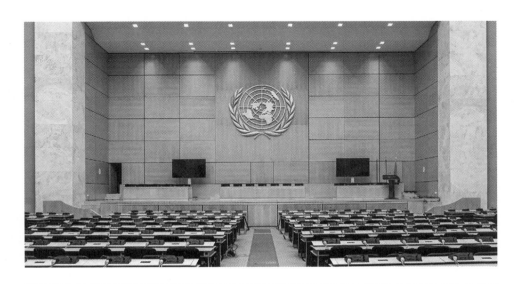

点。外交人员倾向于在流感防范措施等具体问题上试探制药业的观点。

然而，在论坛谈判的过程中，私营部门的观点是清晰可见的，包括国际药品制造商协会联合会在内的许多联盟组织会出席日内瓦和其他全球卫生外交中心举行的论坛，并积极参与讨论。

3. 与学术专家合作

为谈判做准备时，需要全面了解所涉议题以及拟议决议或其他文件的影响。外交官可从其国内专家处了解上述信息，也可咨询在日内瓦相关国际组织工作的本国专家。在某个区域或联盟内（如驻日内瓦的欧盟或非盟国家之间），成员国可决定委托具有相关经验的特定国家负责收集专家观点（责任分担），以避免重复工作。

在错综复杂的世界，政策的制定越来越需要证据和专业知识的支撑。科学家和学者进行的专家分析可以极大地为政策设计提供支持。科学家应该分享现有的最佳证据，同时也要承认科学的局限性。决策者应接受独立的科学建议，即使这些建议不是其期望或想听到的。

然而，科学证据只是决策过程所用信息类型之一。其他因素包括道德价值观、文化、政治以及谈判决定和决议对其他政策领域可能产生的影响等。因此，不能仅从学术界收集专家意见，收集相关政府实体、私营部门和非政府组织的意见也很重要。

框文 15：全球卫生谈判所需的能力

→ 代表和结合两种专业文化（公共卫生和外交）的能力。

→ 对外交关系知识，以及对安全、贸易、社会正义和发展等问题的全球卫生影响的综合了解。

→ 对全球卫生领域新兴参与者的认知。

→ 对全球卫生外交演变进程、关键概念和机制的了解，包括全球卫生治理、全球公共产品和全球政治环境的重大转变。

→ 对全球卫生决定因素以及其与外交政策其他方面联系的认识。

→ 对全球卫生道德、伦理价值基础及背后不同文化解释的理解。

→ 对谈判过程和谈判实践技巧的熟悉。

→ 对全球卫生外交多国和多边性质的认识，包括：

（1）关键场合和非国家行为者的角色，其观点和合作方式。

（2）全球卫生外交工具，包括国际法、条约、协定、公约、议定书、宣言、战略和准则。

（3）全球卫生外交的关键机制，包括倡导、协商、调解和公断。

12.7　主持谈判

主席在（全球卫生）谈判中的角色是什么？

主席的作用是确保谈判进程按议事规则以高效、有序的方式进行，并引导这一进程结束。谈判开始前，选举一名各方均同意的主席，在秘书处的协助下主持会议。主席在谈判中必须保持中立，这是成功谈判的基本原则，必须始终维护这一原则免受艰难的地缘政治环境的影响。

主席对全球卫生谈判的成功至关重要。除了确保遵守规则和习惯进程外，还对谈判期间的气氛有相当大的影响。若未很好地控制谈判过程，则很难达到预期的结果。

1. 主席的职责

主席的作用在整个谈判过程中至关重要。在谈判前，主席需做大量的准备，考虑可能和理想的结果，并考虑如何最好地实现这些结果。在谈判的过程中，若按计划进行谈判，并朝着实现既定目标的方向发展，则主席将充当促进者推动谈判发展。然而，若谈判朝着可能失败的方向发展，主席需要发挥更积极的作用，寻找创造性的解决方法来实现所追求的目标。

2. 主席在谈判中可能面临的挑战

主席应是一个中间人或促进者，而非利益攸关方。在主持会议时，卫生外交官可能面临许多挑战，包括：

（1）建立共识需要时间（低收入国家由于担心富裕国家可能会过度施压，因此经常强调这一点），主要援助国急于找到快速解决方案。在这种矛盾的背后，世卫组织可能会在严格的技术性和希望发挥政治作用的渴求之间陷入两难境地。然而实际上，国际社会期望两者兼得，即获得基于证据的政策解决方案。

（2）常驻日内瓦的外交官在讨论中常被寄予厚望，但只有少数代表团配有准备充分的卫生专员，多数代表团有时甚至仅配有一名卫生专家。这导致代表团需要耗时与国内当局进行磋商。

3. 为成功地领导谈判，主持人应具备的品质

若想要成功地领导谈判进程，主持人需具备以下素质：

（1）对全球卫生价值的全面认识，以及对政治背景和形势的全方位认识，以便能够以各与会方均可接受的方式来阐述议题。

（2）理解和共情不同观点的高情商，以及通过建立共识和共同目标感来影响跨国家、文化和制度的思维和行动能力。

（3）鼓励和利用具有不同技能和观点的其他个人、机构和组织共同领导的能力，鼓励上述个人、机构和组织共同行动，以实现共同目标。

（4）公正地领导谈判所需的正直人品、自我意识、耐心和自制力，在必要时对当权者讲真话的勇气，从而赢得不同国家和组织的信任。

4. 主席如何影响谈判过程

主席可通过某些资源影响谈判进程：

（1）议事规则和习惯程序。这些规定了主席的权力，以及可以明智地用来引导谈判朝着富有成效的方向发展。

（2）气氛。主席在确保积极的谈判氛围方面发挥着重要作用。

（3）时间。可用时间很大程度上取决于主席，因为他可能会为某些议程、议题留出更多的时间，或限制可能不利于预期结果的发言时间。

（4）对发言机会的控制。主席决定谁有权在会议期间发言。因此，主席可以让代表性不足的群体发言，鼓励建设性发言，并限制那些不利于谈判的人的发言机会。

（5）信息。主席密切关注谈判进程，通常与各方进行讨论以获得最多的信息。

（6）支持。各方认同，为了取得令所有人满意的结果，他们需要在整个进程中支持主席。

（7）威望。主席是各方一致同意的人，也是公认的谈判领袖。

以下事例是在主持世卫组织谈判中取得的两个令人难忘的成就：

→ 世卫组织《全球卫生人员国际招聘行为守则》（2010年）的最终审议：世界卫生大会第63届会议将技术完善的草案提交由经验丰富的泰国主席领导的非公开编制组，重点讨论文本内容，而非意识形态。主席禁止任何政治辩论，并逐条审查守则的草案，直到达成共识。然而，在这一过程中需要做出许多妥协。例如，通过删除诸如"标准""遵守"等术语并将"应该"改为"应当考虑"来降低指令性。若没有这些变化，目标国家可能会拒绝批准这一守则。但这一备受称赞的共识，在后来逐渐显现出其不足之处：由于指令性不强，导致执行方面存在大量的不足。

→ 关于《共享流感病毒以及获得疫苗和其他利益的大流行性流感防范框架（2006—2011年）》的谈判：经过四年的激烈争论，在当时由墨西哥和挪威大使担任主席的开放式工作组中就框架达成了一致。本次谈判主席能确保在正式谈判外与主要公司的首席执行官达成特别谅解后，框架协议能获得成员国的批准。

本章介绍全球卫生外交的最新实例。所选实例反映了 21 世纪多边谈判卫生议题的广泛性与复杂性，同时说明了前述章节所载全球卫生外交关系的特点与类型。

13.1 药品可及性

药品可及性是全球卫生外交中持续时间最长且最具争议性的议题之一。考虑该主题时必须与更多的问题综合考虑，如谁将从科技进步中受益，知识在何种程度上是全球公共产品。药品成本不再只是发展中国家的负担，如癌症药品研发等领域的进步，亦为高收入国家带来了巨大的融资挑战。

世贸组织的全球化知识产权体系催生了贸易、知识产权和卫生交叉领域间的一系列多边、区域和双边谈判程序与安排。世贸组织协定被视为硬法，并以具有约束力的争端解决机制为基础，可对不合规行为实施制裁。国际专利制度的核心支柱是《TRIPS 协定》，一项由世贸组织成员国签署的国际法律协定，规定了国家政府监管各类知识产权的最低标准。《TRIPS 协定》于 1989 至 1990 年谈判达成，现由世贸组织管理。然而，发展中国家对该协定中的诸多方面均持反对意见。在卫生方面，发展中国家能够获得较大的"弹性"，这一点也在 2001 年的多哈回合贸易谈判中被重申，但这背后仍有诸多不足。关于知识产权的谈判，尤其表明了制药公司的游说力量与民间团体的倡导力量。尽管制药公司或民间团体组织均未直接参与谈判，但它们的确对世贸组织成员国的国家立场与舆论产生了较大的影响。

药品可及性历来是世卫组织讨论的焦点。经过一些极具争议、激烈的谈判后，第72届世界卫生大会在2019年5月通过了一项具有里程碑意义的决议（WHA72.8），支持更大程度地向公众披露药品及其他卫生产品的价格（参阅案例研究A）。尽管世卫组织的决议被视为软法，但在本次大会上，成员国已偏离其采用的基于共识的卫生外交方法：部分成员国公开表示不同意拟定决议的内容与谈判程序。同时，民间团体首次发起"推特运动"，对反对该决议的国家的部长与官员进行人身攻击。

前述谈判采用的程序与方法表明，基于共识的全球卫生外交方法不再是世卫组织采用的唯一方式。

13.2 疫苗外交

新型冠状病毒感染疫情通过重新激起关于如何确保全球人民公平获得可负担疫苗的辩论，再次将疫苗外交推上了前台。

出版本书时，随着疫苗的不断推广，各国在疫苗可及性、诊断与基本用品供给方面存在巨大的差距。预计大部分高收入国家将在2021年9月至2022年3月广泛接种新型冠状病毒感染疫苗，大多数中等收入国家与新兴经济体将在2021年9月至2022年夏季期间广泛接种新型冠状病毒感染疫苗，而部分其他中等收入国家与低收入国家将在2022年春季至2023年实现这一目标。

疫苗外交指全球卫生外交中涉及疫苗（作为卫生公共产品）的研发、生产与交付的所有方面。疫苗外交的主要特点是其可作为人道主义干预措施。疫苗接种期间可以调解敌对行动和停火。

20世纪90年代，人们认识到世卫组织扩大免疫规划项目下六种基础疫苗的覆盖率停滞不前甚至有所下降。而对于发展中国家而言，其他疫苗（包括潜在的可挽救生命的新疫苗）价格过于昂贵。为此，全球疫苗免疫联盟在2000年应运而生，现代疫苗外交的雏形初现。

GAVI旨在汇集联合国机构、各国政府、疫苗行业与私营部门的其他机构及民间团体一起，提高贫穷国家儿童疫苗接种覆盖率，保障未来新疫苗的可及性。2018年，GAVI资助的各类项目已惠及7亿余名儿童。许多国家获得了抗轮状病毒和乙型流感嗜血杆菌疫苗。此外，GAVI还推进了肺炎链球菌疫苗的研发。

SARS、H1N1禽流感、埃博拉、MERS和寨卡疫情暴发，加之抗生素耐药性问题日益严重，让充足、高效疫苗的生产、筹资与获取逐步发展成为更为敏感的政治问题。地缘政治与国家利益阻碍了与疫苗接种相关的谈判，这也呈现了公共卫生议程的"安全化"趋势，卫生与制药行业的游说亦是如此。日益强烈的国家主权意识减缓了全球谈判进度，尤其是在世卫组织"大流行性流感的防范：共享流感病毒以及获得疫苗和其他利益（2007—2010年）"会议的漫长过程中，由于成员国不同意向发展中国家提供公共产品，多年来始终未达成共识。例如，印度尼西亚一直拒绝分享病毒序列。最终，各方达成妥协：制药商不再被允许获取用于研发流感疫苗的传播病株相关的数据与样本，除非其承诺做出利益共享安排，包括以极低的折扣价提供一定比例的流感疫苗，以及技术转让、提高诊断试剂与流感试剂盒可及性。而此前，许多低收入国家难以获得此类资源。

新型冠状病毒感染疫情提出了一个新挑战：如果疫苗有效，我们如何才能最终让需要接种的人均能接种疫苗？

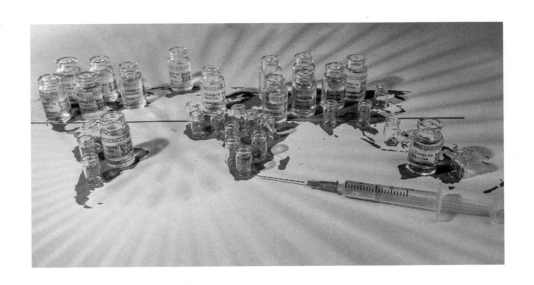

政治及全球领袖呼吁将新型冠状病毒感染疫苗归类为所有人均可获得的全球公共产品。[①] 如果通过国家利益和经济实力决定可获取疫苗的人群，而不考虑公平原则、不确保尽可能提高疫苗的公共卫生影响，则无法实现疫苗的全部潜力。尽管如此，由于担心疫苗供应受限，富裕国家仍争相提前订购，以保证本国公民可获取足够的疫苗。这便引发了对发展中国家（尤其是无法获得 GAVI 或其他国际援助机制支持的中等收入国家）公民如何获取疫苗问题的思考。

由于目前多边卫生治理混乱、部分国家采取民主主义与自由市场驱动的竞争方法，因此如何开展高效全球合作及谁具有优先获取疫苗的权利等问题，只能被暂时搁置。

另外，部分疫苗外交倡议找准了方向。例如，部分欧盟国家为集中预先采购疫苗而成立的联盟，要求与欧盟签约的制药公司向低收入国家提供一定比例的疫苗。由世卫组织、GAVI、CEPI 及其他行业参与者共同设立的新型冠状病毒感染疫苗全球获得机制允许参与国集中资源，举各国之力研发大量的疫苗，以获得远远超过任何单一国家的研发能力。该倡议"推动"对制造设施的投资，"拉动"机制（预采购承诺）鼓励制造商投资来扩大疫苗生产，共担风险。如果疫苗研制成功，则将通过 COVAX 机制在自行支付疫苗剂量费用的自费国家（目前有 75 个）和无力承担疫苗费用的发展中国家（目前有 90 个），公平分配可使用的疫苗。

新型冠状病毒感染疫苗的研发工作已汇集大量的资源。要确保公平获取疫苗，必须依靠完善的全球治理与疫苗外交。

13.3　空气污染

谈判重要协定时，科学证据可发挥重要作用。十余年前，世卫组织已开始越来越多地参与解决空气污染问题。2015 年，世界卫生大会通过了一项决

① https://www.unaids.org/en/resources/presscentre/featurestories/2020/may/20200514_covid19-vaccine-open-letter，2020 年 11 月 16 日访问。

议及相关路线图，在解决空气污染这一日益严峻的全球卫生挑战方面取得了里程碑式的进步。卫生外交方面，决议与路线图为与联合国和其他国际组织的机构间协作奠定了基础，同时加强了世卫组织与城市卫生网络间的合作。城市卫生外交（参阅框文16）日益成为20世纪全球卫生外交的重要组成部分，并取得了极大的进步。

2018年，在联合国大会非传染性疾病问题第三次高级别会议上，空气污染被纳入全球卫生议程，作为非传染性疾病第五个主要风险因素，与"烟草、酒精、不健康饮食与缺乏锻炼"四大因素并列。

化石燃料燃烧等多种引发空气污染的因素，导致二氧化碳和包括臭氧与黑炭等在内的其他短期空气污染物排放，导致气候变化，影响到人类的健康。因此，在联合国框架内的气候变化谈判期间（尤其是2019年11月23日在纽约举办的联合国气候行动峰会与2019年12月2—13日在马德里举办的《联合国气候变化框架公约》第25次缔约方大会），世卫组织进一步增加其基于知识的诸项活动。联合国秘书长已授权世卫组织帮助气候行动峰会制定两项卫生相关承诺：①通过减少碳排放、清洁空气拯救生命。②促进对气候行动、公共卫生和可持续发展的投资。世卫组织通过量化和监测空气污染的影响，为谈判提供气候变化对卫生影响的相关证据。

区域层面，空气污染多边合作的历史更为悠远。1979年，在联合国欧洲经济委员会的主持下通过了《远距离越境空气污染公约》。作为该领域的首项国际条约，《远距离越境空气污染公约》为保护人类健康与环境免受越境空气污染的措施提供了法律与政治空间，同时也是跨部门和科学外交在国际层面取得成功的案例。

框文16：全球卫生城市外交

本书不能忽视次国家实体在全球治理中的作用。过去的30年，在该层面的众多行为者中，城市可谓最积极主动。本框文简要介绍了新兴的城市外交，以及城市外交与全球卫生交叉领域当前面临的挑战。

城市是许多全球议题的焦点，不单单是作为一个单独的问题或场合，更多的是其自身作为多边倡议与框架下的国际行为者。反之,许多地方政府在制定国际参与主要问题的战略和条款时,也已不再听从国家的安排。

现在,市长、市议会、城市官员与地方机构代表彼此直接接洽,并与企业、联合国下属机构和海外非政府组织等更多的国际行为者打交道。如今,城市已建立数百个正式的国际合作机制(城市网络),让城市在许多全球议题讨论方面更有发言权,如气候变化议程与《巴黎协定》《可持续发展目标》。这意味着,城市在应对主要跨国挑战中发挥了重要作用。新型冠状病毒感染疫情进一步凸显了城市的前线作用:截至 2020 年 9 月,约 95% 的新型冠状病毒感染感染发生在城市,疫情肆虐全球 1 500 余座城市。因此,与应对大多数其他流行病一样,联合国秘书长呼吁更清楚地了解新型冠状病毒感染疫情在城市地区蔓延的方式。就城市自身而言,许多城市与城市网络快速启动城市外交联系,形成新型冠状病毒感染疫情应对工作组、政策行动智囊团和实践经验交换机制。然而,要了解城市外交,就必须结合新兴的全球城市治理大环境,而不仅是关注城市间的交流。

城市外交的简短历史可以说明问题。城市的国际参与阶段至少已更迭"三代"。城市外交已从基于文化的城市间关系,发展为国际联盟建立与政策交流的复杂机制与回路,甚至在新型冠状病毒感染疫情对国家旅游与合作产生极大影响时亦是如此。第一代现代城市外交(20 世纪初期)以正式化的双边友好城市为基础,而第二代现代城市外交(20 世纪中期)则将这些友好网络扩展到更多正式化的城市网络联盟,以促进宣传与交流,这一代城市外交通常由联合国专门机构提供支持。20 世纪 90 年代中期,在世卫组织的支持下,欧洲健康城市网络与健康城市联盟(西太平洋)等区域合作实现了更正式化的城市卫生外交,使其达到鼎盛时期。如今,城市化外交已形成其他更加专业化的网络,如世卫组织老年友好城市项目。

然而，城市外交在21世纪变得愈加复杂，尤其是在卫生领域。这就催生了许多与私营部门和主要慈善投资密切相关的更专业化（通常专门建立）的网络。城市外交直接参与《2030年可持续发展议程》等主要全球议程的本土化实践。在卫生领域，城市在这方面的努力体现在推出诸多倡议，如世卫组织内由布隆伯格慈善基金会支持的健康城市伙伴关系，或通过世卫组织《健康城市上海共识》实现与卫生相关的可持续发展目标的本地化。从这一角度认识城市外交，为城市外交在结盟与合作外提供了更大的回旋余地，让人们对城市与全球治理的交叉领域有了更清楚的认识。

　　虽然新型冠状病毒感染疫情可能潜在地改变了城市外交的模式，但并未影响城市外交的动力。城市了解参与国际事务的重要性，但缺乏实现目的所需的必要的、正式的外交培训与资源。尽管如此，城市依然为应对可持续发展目标（尤其是卫生相关问题）等全球议程做出坚定的承诺，国际框架在市政事务中的作用愈加重要，城市也对应对全球挑战充满信心。此外，新型冠状病毒感染危机促使人们关注卫生领域以外的全球卫生问题。因此，最初侧重于其他领域（如C40城市气候领导联盟涉及的环境问题，或市长移民理事会涉及的移民问题）的城市外交，已将卫生与福祉纳入其中。

　　然而，与其在移民、气候或经济复苏等其他领域的作用相比，城市外交在全球卫生中的作用仍较为有限。城市与城市问题在全球卫生议题中所占地位无足轻重。除城市网络自行组织的倡议外，城市目前很大程度上仍处于官方定义的多边主义的边缘。例如，世卫组织仍未设立负责城市的主要机构，并将城市卫生主题降低到相对较少的区域性对话中。从更广的角度来看，与许多全球政策领域一样，地方层面的能力建设与投资仍然非常重要，因为地方层面"城市外交官"的预算与培训机会依然受到极大的限制。对城市声音的认可与制度化仍是一个主要挑战。

13.4　贸易、知识产权和卫生

2001 年发布《TRIPS 协议与公共健康多哈宣言》后，贸易、知识产权与卫生的关系已成为 21 世纪全球卫生外交的焦点。这一联系也是多边与跨部门卫生外交中联系最为紧密的一点。因此，本书在不同的章节讨论了这一问题，同时也在国家、多边和机构间等多种背景下开展卫生与贸易（多数情况下为知识产权）的对话。

通常，国家层面的对话在跨部门的委员会间进行，涵盖一系列受贸易影响的议题。然而在部分情况下，当利益攸关方强烈表达其卫生立场时，政府会建立专门（常设或临时）机制来评估国际贸易对卫生的影响。由于贸易与卫生部门很少重合，这种密切互动增加了双方对所涉问题的相互理解。

与国家卫生相关的贸易争端亦促进了更密切的部门间合作。例如，澳大利亚、挪威和乌拉圭分别在世贸组织、欧洲自由贸易联盟法院和国际投资争端解决中心成功捍卫了为实施《烟草控制框架公约》而引入的烟草控制措施。上述案例突出了一种新现象，即新的国家卫生法律体系（《烟草控制框架公约》）如何平衡贸易与卫生部门的法律争论。在过去，贸易与投资协定的法律效力在这方面占据主导地位。然而，与世贸组织全球体系的高灵活性相比，区域与双边贸易和投资协定对卫生部门的保护程度通常较低。因此，卫生部门必须积极参与此类协定的谈判。

机构间谈判中，最典型的对话与合作案例当属世卫组织、世界知识产权组织和世贸组织关于促进药品技术可及性与创新的三方合作（2020）。如今的版本以 2013 年的版本为基础，旨在支持这一高度复杂的政策层面的对话与决策，是在全球卫生关键时刻出现的宝贵资源。

13.5　抗生素耐药性

21 世纪，抗生素耐药性问题吸引了诸多关注，国家需要有效协调以解决这一问题。卫生外交方面，与抗生素耐药性相关的跨部门和多边对话剧增，影响因素与过程如下。

（1）由于经常采用不同的方法，涉及卫生、农业与兽医等领域的跨部门行动并非易事，且已真正成为当务之急。

（2）一些国际倡议与平台短期内已被推出，包括世卫组织《抗生素耐药性问题全球行动计划》（2015年）、《联合国大会抗生素耐药性问题高级别会议政治宣言》（2016年）、《二十国集团领导人大阪峰会宣言》（2019年）、世卫组织—粮农组织—世界动物卫生组织关于抗生素耐药性的三方合作、联合国抗生素耐药性问题特设机构间协调小组、多个区域和双边平台以及全球抗生素耐药性伙伴关系（重点关注中低收入国家）。在世卫组织—粮农组织—世界动物卫生组织三方伙伴关系的支持下，抗生素耐药性多伙伴信托基金（AMR Multi-Partner Trust Fund）建立。国际机制的扩展要求各政府给予协调一致的多部门投入，进而鼓励在较短的时间内制定国家的多部门战略。

（3）抗生素耐药性的国际与机构间合作，是基于一些密切相关的领域现有的合作安排形成的，如世卫组织与粮农组织支持的国际食品法典委员会和国际食品安全管理机构网络，这些均是值得研究的重要的制度基础。

（4）应将抗生素耐药性的解决方案与更广泛的（全民健康覆盖）和平行的（制药创新与研发）理念和程序相关联。这主要反映在一些全球机制[①]以及代表联合国秘书长的并由世卫组织—联合国粮食及农业组织—世界动物卫生组织三方合作召开的"一体化卫生抗生素耐药性全球领导人小组"（one health global leaders group on antimicrobial resistance）中。与之相关的其他领域包括环境、工业、经济、贸易和知识产权。

总体而言，抗生素耐药性是21世纪全球卫生议程的主要内容，与其他政治和技术上较为复杂的领域密切相关，如全民健康覆盖、研发与创新。因此，需要加强国际（和部门间）的外交与谈判，寻找适合的全球解决方案。

---

① 例如，全球抗生素研究与开发合作伙伴关系（世贸组织与被忽视疾病药物研发倡议共同发起）和世界银行的"加强人类、动物与环境公共卫生体系的全健康运行框架"。

13.6 移民与卫生

对于有关移民与卫生的全球对话，一个重要的经验是，在应对相对较新且较为严峻的全球卫生挑战时，连贯一致的机构间工作与国家部门间的合作可以相辅相成。2017 年 5 月，世界卫生大会通过了关于促进难民与移民健康的 WHA70.15 号决议和对应框架[①]，该决议具有里程碑意义。随后，联合国《促进安全、有序和正常移民全球契约》（以下简称《全球契约》）也援引了该决议。世卫组织、国际移民组织与联合国难民署在第 WHA70.15 号决议筹备与谈判期间的协作，与主要国家集团的政治领导相辅相成。这种机构间协作也为支持多边进程下国家内部部门间的合作（尤其是技术与外交资源较为匮乏的国家）提供了证据与动力。由于对公共卫生这一领域的了解有限，误解与观点分歧丛生，这一点变得至关重要。

《全球契约》本身涉及多个部门，是一套较为复杂的政治文件。将卫生纳入《全球契约》，为卫生外交带来了诸多挑战。首先，在纽约联合国总部进行的谈判由外交部与外交官员主导，政治化程度极高。与世卫组织、其他相关专业机构及各国常驻代表团卫生事务的谈判相比，这类谈判为日常性的专业输入提供的机会较少（参阅第 6 章）。2018 年 12 月在摩洛哥马拉喀什举办的关于通过《全球契约》的重要政府间会议上，和劳工部、社会福利部和外交部相比，卫生部的代表性极低。这表明，当在日内瓦之外高度政治化的环境中就卫生相关的主要国际文件进行谈判时，一方面，世卫组织必须与成员国及志同道合的国际机构合作；另一方面，卫生部长应与其国家代表积极接触，确保谈判结果可充分反映卫生方面的相关议题。

其次，《全球契约》谈判开始时，卫生并未被确定为专题会议的特定议题。因此，除了推进世卫组织已通过的优先事项与原则和推动与《世界人权宣言》等主要国际文件[②]、《全球契约》和可持续发展目标的联系外，还应充分利用高级别会议边会、世卫组织—国际移民组织移民卫生全球磋商等相关平台。故而，

[①]　世卫组织的《促进难民和移民健康的优先重点和指导原则框架》（2017 年）。
[②]　《公民权利和政治权利国际公约》和《经济、社会及文化权利国际公约》（均于 1966 年通过）。

将卫生纳入《全球契约》的另一个重要经验在于，在联合国就范围更广的文件进行谈判时，平行平台和已有公认文件在促进卫生利益方面可以发挥关键作用。

13.7 结语

本章呈现的所有事例表明，要解决复杂的全球卫生挑战，必须将多层次外交（参与不同论坛的谈判）与多利益攸关方外交（涉及不同类型的行为者）相结合，这一过程通常耗时较久。由于参与的行为者数量众多、涉及多元文化且外交风格多样，要通过全球卫生外交解决复杂问题，困难极大。加之对多边主义的承诺削弱，导致达成协议更加困难（如《联合国气候变化框架公约》第 25 次缔约方大会未就全球碳市场达成一致），导致谈判结果变化莫测。

上述案例还表明了国际关系的另一项新进展：国际组织正演变为多利益攸关方外交中的重要参与者，如世卫组织积极参与 G7 与 G20 关于上述领域的峰会与各类机构间的安排。联合国公务员愈加捍卫超国家利益，即全球公共产品的生产与供应，在环境保护与卫生方面的诸多外交努力便是例证。

这些案例进一步说明当代全球卫生外交的另一个特征——协同卫生外交（synergistic health diplomacy），即各国在不同的层次、组织、程序与会议框架内，努力实现外交工作的协同与互动。

前述章节（尤其是与贸易、移民和抗生素相关的章节）讨论的一些全球卫生外交案例，从不同的角度强调实现多边进程与谈判过程中国家部门间协调与政策一致性的重要性（与复杂性）。

框文 17：为日内瓦的谈判做准备

为谈判做全面准备，需采取若干关键举措，也需与利益攸关方、伙伴国和驻日内瓦（或其他谈判地点）的合作伙伴审慎合作。所有举措都是有用的（有用程度取决于谈判所涉问题），但不一定是按次序的，通常所有举措同时进行，或者根据谈判议题和级别采用不同的顺序。

举措1

研究所议主题的历史，查阅有助于了解其背景的文件、决议或其他文件。

还必须了解：①自己的国家在以前的谈判中对该问题采取的立场。②志同道合或持不同观点的国家所采取的立场。

举措2

确定所议文件里在谈判进程中可能引起争议的议题或措辞。

同样，回顾先前关于这一主题的谈判至关重要。例如，提及性权利和生殖权利时总是会引发世界上某一特定国家集团的担忧，但又有可能得到另一国家集团的大力支持。

举措3

动员相关领域的专家参与，有助于全面了解所议主题。

专家可能常驻国内，也可能就职于卫生部、外交部或其他相关部门，也可能都不是。不同部门的作用参阅第11章。

一国驻日内瓦的代表团也可能收到请求，要求向国内当局提供额外的专家意见。因为就某些议题而言，如2020年初暴发的流感样疾病（后来命名为新型冠状病毒感染），相关最新消息可能来源于世卫组织所在的日内瓦，而并非该国国内。

专家意见可能来自国内专家，包括在日内瓦为某个国际组织工作的侨民，也可能来自国际专家。在日内瓦、纽约、其他国际中心和世界各地的大学，有大量的全球卫生领域的专家。应特别注意，这其中也包括来自南方国家的专家。

值得强调的是，最好通过现有人脉资源寻找专家。继续上文引用的案例，与联系的研究机构相比，从认识的专家处获得新型冠状病毒感染的相关意见，可能会更容易。

上述建议不适用于在相关部门拥有强大专家团队的国家，如英国前国际发展部（现为新的外交、联邦和发展事务部的一部分）。此外，上述建议也不适用于拥有高水平的研究机构提供相关信息的国家。中低收入国家在获得上述信息方面可能更加困难。

举措4

动员国内及日内瓦的利益攸关方和合作伙伴，以便为即将到来的谈判做好充分准备。

（1）联系外交部和卫生部的外交官和公职人员联系人（联络点），就即将进行的谈判通知他们，并为其提供充足的时间来收集信息、咨询他人、获得其直属上级或部长的相关批准，并最终提供有关立场的指示。

来自国内的相关指示通常由相关政府部门代表在咨询相关专家（若必要）及民间社会（这种现象在全球卫生领域越来越常见）后通过协调合作制定。所述指示在发送驻日内瓦代表团前，将由牵头政府部门的高层审批。所需审批级别取决于谈判内容。

在与国内当局联系的过程中，可能发现它们或多或少有所帮助，这取决于若干因素：各政府部门对所议议题的感兴趣程度，各政府部门联络点在调动国内专家意见和建议方面的能力，与联络点及相关部门的个人关系和交流方式，这点同样重要。

（2）联系在世卫组织和其他全球卫生组织的联系人，以便从他们的角度了解即将举行的谈判的关键点。在这方面，与咨询一般机构相比，利用个人关系和网络将得到更好的结果。

（3）联系驻日内瓦外交代表团的同行，了解其国家在本次谈判中拟持的立场，在某些情况下还可争取支持并建立联盟。同样，人际关系、合法性和沟通技巧至关重要。与同行合作是至关重要的，这样有助于了解他方的谈判准备情况。在欧盟或非盟等政治实体内，或在北欧国家等非正式集团与伙伴国家中形成共同立场，这是必要的步骤。

日内瓦有一个非常重要的卫生专员区域协调系统。世卫组织的六个区域中，每个区域都配有一名非正式协调员，通常每年轮换一次。这些协调员主要负责世卫组织理事机构、秘书处和成员国代表团之间的日常沟通，以及为政府间谈判指定主席和副主席。

举措 5

您将收到国内的一系列指示。在上述步骤中与特定利益攸关方及合作伙伴达成合作，可确保指令清晰，并有助于在谈判中捍卫国家立场的一致性。

附　录

附录 A | 术语表

全球卫生外交作为一个新兴领域，将全球卫生与外交事务的优先事项有机结合。在全球卫生活动的漫长历史中，我们迫切需要解决前所未有的各类挑战。卫生领域的发展正在影响外交谈判中应用规范性概念与国际法律条例的方式。全球卫生外交涉及公共卫生、法律、国际事务、管理与经济学等多个学科。因此，我们必须持续了解并运用不同的学科。

《外交 ABC》（*The ABC of Diplomacy*）是由瑞士外交部推出的按字母顺序排列的关键词词汇表 ①，该词汇表对常用术语进行了释义，并提供了管理国际关系的法律与惯例：

高等学院全球卫生中心的知识库主要借助两类资源解释常用概念，该两类资源的网址为 A glossary of terms used in global health negotiation: a working tool（2013），by Martin Jacques，Ilona Kickbusch and Michaela Told https://repository.graduateinstitute.ch/record/296833?ln=en；Discussing a definition of global health（2013）by Samantha Battams and Stephen A. Matlin https://repository.graduateinstitute.ch/record/288069?ln=en。

几年前，在线门户中东医疗（Middle East Medical）刊登了一篇文章，讲述了一位美国前大使对全球卫生外交的看法，以下为摘录：

科学家与外交官处理问题的方式不尽相同。当发现问题、模式或异常时，科学家会进行研究，进而收集数据和证据。如果证据充分，

---

① https://www.eda.admin.ch/dam/eda/en/documents/publications/GlossarezurAussenpolitik/ ABC-Diplomatie_en.pdf.

就在同行评议的期刊上公布结果，即问题的解决方案。

而对于外交官而言，他们不会阅读同行评议的医学或科学期刊，即使是一份简洁的证据也只能算是解决方案的起步。外交官如果擅长自己的工作，会将优先事项置于他人的议程。换言之，这意味着要判断科学家的研究所要解决的问题是否真的是自己的项目或试图影响政策制定者的优先事项。同时，这也意味着需要了解决策者的工作环境，以及如何呈现或解释卫生优先事项，使其可应用于范围更广的议程。[①]

基于全球卫生中心在高等学校举办的全球卫生外交在线课程为其参与者准备的词汇表，编制了一份关键术语汇编，内容如下：

公民社会：指在个人之间、个人与其他政治中心和经济权力中心之间进行谈判、辩论、斗争或达成协定的进程，且志愿团体、社会运动、党派、工会与个人可通过该类进程采取公开行动。该术语的确切范围不尽相同，但最常见的用法中不包括私营企业和正式的地方政府组织（Kickbusch 等人，2013）。

俱乐部卫生外交：指相互较为了解且能利用个人魅力与说服力的领导人之间的外交关系与谈判。

新型冠状病毒感染（疫情）外交：指通过在多个场合创造并管理全球卫生以更快地结束疫情的多利益攸关方与多级别谈判。

危机外交：指面临系统性威胁时，国家（及与其他行为者）间的互动。

卫生决定因素：指可影响人类健康与福祉的社会、经济、物质环境及个体特征与行为。人们健康与否很大程度上由其所处的环境决定。健康护理服务的可及性及质量也是卫生决定因素。根据近年来的发展趋势，还需要区分商业和政治决定因素。商业决定因素包括私营部门为推广不利于健康的产品和选择而采用的战略和方法（Kickbusch，Allen 和 Franz，2016）。政治决定因

---

① Kolker J，Abdelghany A（2018）. The role of diplomacy in global health. In: Middle East Medical [website]（https://www. middleeastmedicalportal.com/the-role-of-diplomacy-in-global-health/，accessed 11 February 2020）.

168 全球卫生外交指导手册

素则需要分析不同的权力格局、机构、进程、利益和意识形态立场将如何影响不同的政治制度、文化以及不同治理水平下的卫生。此外，其他卫生决定因素依赖于政治行动（Kickbusch，2015）。

数字卫生外交／推特卫生外交：指利用网络与新的信息通信技术实现外交目的（但也有不同的定义）。上述定义侧重于网络与外交间的相互作用，包括网络造成的外交环境的改变、网络安全与隐私等全新外交议题以及利用网络工具开展外交。数字外交是公共外交的一部分，现主要集中在 Twitter、Facebook、Instagram 和 Snapchat 等社交工具，但同时也包括创建参与性较高的在线内容以及激励受众参与关于外交政策、政府角色及共同利益相关的复杂对话。

卫生的全球治理：指对全球卫生产生直接和间接影响的全球机构与治理程序，还包括不一定以全球卫生作为其议程一部分但与全球卫生相关的其他机构，如涉及气候变化、知识产权、贸易与教育等领域的机构。

全球卫生：超越国界的卫生问题，要求对决定卫生的全球因素采取行动（Kickbusch，2006）。

全球卫生外交：在卫生和非卫生论坛形成并管理全球卫生政策环境的多级别和多利益攸关方谈判程序。这种外交特别涉及跨越国界的卫生问题和决定因素，需要通过全球协议来解决。它涉及公共卫生、国际事务、管理、法律与经济学等学科的知识（Kickbusch 等人，2007）。

全球卫生治理：有意识地创建、形成、监督、加强和使用国家和跨国机构及机制（原则、规范、制度和决策程序），以在全球层面促进和保护卫生。全球卫生治理涉及重点关注全球卫生的机构，包括在多边与双边层面参与此等工作的传统机构，以及代表各利益攸关方的公私合作伙伴关系。

全球卫生安全：减少对于直接或间接全球公共卫生威胁的集体脆弱性。此等威胁不分国界，可能由人与动物接触时的传染媒介引起，也可能由化学品、毒素和辐射造成，或由恐怖主义的蓄意行为造成。在个人层面，卫生安全必须依靠获取安全及有效药品、疫苗和医疗护理等保护与预防措施。因此，要提升个人卫生安全，必须提供更持久、更安全的医疗商品和服务。

全球卫生公共产品：在这个关联程度日益提高的世界，许多公共产品（即产生所有人共享的利益且不能将任何一人排除在外的物品）无法仅从国家的语境下定义。全球公共产品益处良多：确保安全、保护全球免受气候变化影响、改善卫生，这些对于当前人类及其子孙后代的福祉尤为重要。全球卫生公共产品包括：共享的科学知识（如人类基因序列），根除天花、流感和其他疾病的全球监测系统，世卫组织的《国际卫生条例》，以及对新疫苗研发的支持。

全球卫生的治理：在国家和区域层面建立的用以促进公共卫生全球治理的机构与机制，如国家或区域的全球卫生战略。同时，它也包括地方社区层面的治理。

人道主义外交：国际红十字会将人道主义外交定义为："说服决策者与舆论领袖在任何时候均考虑弱势群体的利益，充分尊重基本人道主义原则。"

全球卫生文件：涉及全球卫生的国际法、条约、协定、公约、协议、声明、战略、行动计划与准则。

全球卫生外交中的多边主义：多边主义用以描述国家之间的合作。多边主义的前提，是各国可展开合作，在不放弃各自主权的情况下寻求解决共同问题的方案。

私营部门：指经济体中由私营集团拥有的部分，通常是营利性企业而非国有。

科学外交：指利用国家间的科学合作解决人类面临的共同问题，并建立具有建设性的国际伙伴关系。科学外交既是卫生与环境外交的一部分，也是一个独立的领域。

疫苗外交：全球卫生外交中涉及疫苗（公共卫生产品）的研发、生产与交付的所有事务。疫苗外交的主要特点是它可以作为人道主义干预措施。疫苗接种期间可以调解敌对行动和停火。

整体政府（社会方法）：需要整个政府与社会的协作、规划和对话，涉及与非政府组织、私营部门、民间团体等非传统合作伙伴就公共卫生议题展开合作。

附录 B | 框文目录

案例研究

案例研究 A ｜ 世界卫生大会价格透明度决议谈判（2019 年）

标题：为通过世界卫生大会关于提高药品、疫苗和其他卫生产品市场透明度的 WHA72.8 号决议而进行的谈判

作者：Catherine Saez

引言

2019 年 5 月 28 日，各成员国在第 72 届世界卫生大会上通过了一项决议，旨在提高药物、疫苗和其他卫生产品的市场透明度，涉及医疗器械、诊断、辅助产品、基于细胞和基因的疗法及其他卫生技术（WHO，2019a）。[①]

这一决议历经数次紧张的会议谈判，最终获批通过。多数人将其视为一项里程碑式的决定。与意大利 2019 年 2 月提交的初始提案中雄心勃勃的措辞相比，9 个共同提案国加入后的最终版本在语言上略显平淡。不过，这是世卫组织首次通过一项决议来明确敦促各国公开分享关于卫生产品净价的有关信息。

仅德国、匈牙利和英国三国未支持该决议（Fletcher，2019）。

该决议呼吁透明化国家和全球市场上的卫生产品实际价格，并要求提供更多的药品研发成本、临床试验成本和药物专利状况等数据，以期解决国与国之间药品价格的巨大差异。决议支持者指出，部分低收入国家的药品价格对比高收入国家更高，这一点十分自相矛盾（Saez，2019a）。

[①] 本案例研究文本援引自文末参考文献。

关键问题：价格高昂、差距明显、缺乏透明度

价格是获取药物和卫生产品的主要决定因素。根据 2019 年药品价格指数显示，"药品价格是全球人民获取医疗保健的最大差距之一"（Medbelle，2019）。低收入和中等收入国家的非传染性疾病问题日益严重，世界人口日趋老龄化。如今，全球卫生负担也在加剧。新型救治疗法常常受到专利保护，其销售价格高昂，因此对卫生保健系统资源造成了巨大的压力，即便是对富裕国家亦是如此。

对于中低收入国家而言，无法承担高价药物早已司空见惯。艾滋病毒（艾滋病）肆虐期间，这些国家的数百万人无法获得治疗药物，这种情况率先引起国际社会的关注。随后，新的事件接踵而至：Gilead 在 2014 年推出的新型丙型肝炎治疗的成本高昂，这让高收入国家对新药价格也感到不适。部分高收入国家开始对新药价格过高以及与制药业之间进行定价谈判的透明度产生了质疑。

各国间药品价格差异

据估计，大多低收入国家将于未来数年实现 GDP 的增长，从而无法再获得捐助机构的捐助。因此，这些国家将在未来不得不面临与制药公司直接谈判药品价格的境遇。

由于向制药业支付的品牌及非品牌药品价格缺乏透明度，各国之间存在巨大的价格差异。世卫组织在第 13 个总体工作方案（2019b）中指出："多数情况下，自费购买药物是导致财政困难的主要原因。"正如世卫组织《国家的药品定价政策指南》中所述，"发展中国家高达 90% 的人口自费购买药物，导致药物成为仅次于食品的最大家庭支出项目"（WHO，2015）。

全球卫生观察站（WHO，2020）的数据表明，自费支付占 2015 年全球卫生支出的 32% 左右。

然而，各国之间却存在巨大的差异，如图 A-1、图 A-2 所示。

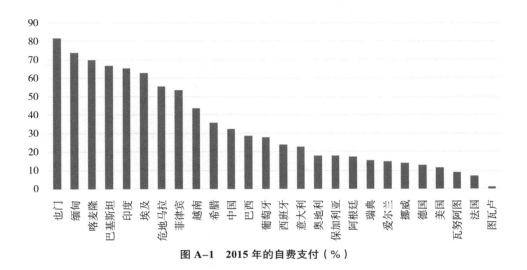

图 A–1 2015 年的自费支付（%）

同样，根据世界银行 2016 年的数据，各国在卫生支出上亦存在巨大的差异，如图所示。

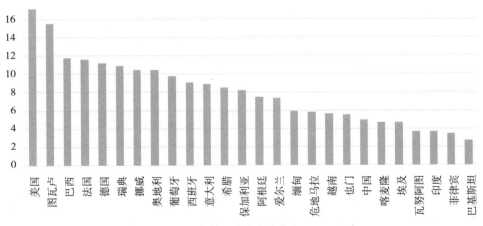

图 A–2 2016 年的卫生支出（占比 GDP，%）

国际健康动态（Health Action International）的一项研究（Hawlik 和 Delavière，2016）显示，四个欧盟成员国（奥地利、法国、拉脱维亚和西班牙）的医院药品价格与人均 GDP 无关联。尽管拉脱维亚和西班牙的人均 GDP 较低，但这两个国家内（针对癌症、风湿性疾病和丙型肝炎的）五种药品价格高于奥地利和法国。

这一差异在诸多研究中得以体现，如 Iyengar 等人（2016）开展的一项研究发现，两种新型丙型肝炎药物的价格在各国间存在巨大的差异。他们由此得出结论："贫穷国家调整后的药品价格可能高于富裕国家。"

2019 年，Medbelle 公司公布了一项药品价格指数，对 50 个国家 13 种流行药物化合物的价格进行了比较，这些药物既有由医疗保健系统支付的，也有由患者自费支付的。研究中包括常见病症的品牌药和非专利药，发现与中位价的偏差从美国的 +306.82% 到泰国的 −93.93% 不等。

经合组织确定了部分国家的医药支出占卫生总支出的测算指标，以美元人均和占 GDP 比例表示（OECD，2020），如图 A–3 所示。

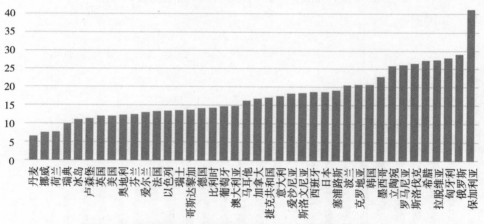

图 A–3　2018 年或近期有效的医药总支出占比医疗支出（%）

缺乏透明度导致的差异

2019 年开展了一项关于制药行业保密协议的研究，观察了当价格高昂的新疗法相关的医疗支出显著增加时，各国与制造公司如何就折扣问题进行谈判。谈判的保密协议缺乏透明度，阻碍了基本卫生产品的公平获取，并加大了药物市场的监管难度（Iunes 等人，2019）。

部分国家根据官方定价，为处方药制定参考价格，而这一价格高于与制造商谈判后支付的实际价格。

国际健康动态（Hawlik 和 Delavière，2016）根据上述研究表示："由于整个欧盟的药物实际价格缺乏透明度，因此价格公平性与可负担性的评估工作更具挑战性。而与制造商协商后，亦无法获取药品的真实价格数据。"

第 72 届世界卫生大会前为解决药品价格高昂所付出的努力

药品价格高昂这一话题，多年来一直占据着各大国际论坛。然而，与制造商的定价谈判缺乏透明度这一问题最近却引起了极大的关注，因为根据上述研究发现，世界范围内存在着巨大的差异。高收入国家因成本问题不得不开始实行配给治疗，其中部分国家甚至期望能够利用《TRIPS 协定》中的灵活性，因为该协定的初衷旨在帮助发展中国家和最不发达国家获取低价仿制药品。

强调透明度必要性的全球倡议

目前已发起若干全球倡议，以寻求易于获取药物和提高药物定价透明度的有关方法。例如，世卫组织于 2019 年 5 月举行的第 72 届世界卫生大会上提出《2019—2023 年获取药物、疫苗和其他卫生产品路线图》，无论对于临床试验结果、药物和卫生技术的专利状况、研发成本，还是在定价、采购和报销等方面（WHO，2019c），均强调了透明度的重要性。

2017 年 5 月，世卫组织举办首届公平定价论坛（Fair Pricing Forum），并在会上指出，"多数国家所公布的药品价格并非实际支付价格"。此外，政府往往未意识到其具备的议价能力。"若其能够分享价格信息，联合降低交易成本，同时对定价谈判给予更高的重视，便可有效开展价格谈判"。此外，部分建议称，政府应承认公布的价格并非实际支付价格，从而确保价格更加透明化（WHO，2017）。

世卫组织于 2019 年 4 月举办了第 2 届公平定价论坛。与会者再次强调价格透明度的重要性，并探讨提升透明度的方法。意大利在论坛上提出关于卫生产品市场透明化的决议草案，并由其医药局局长 Luca Li Bassi 在论坛上对草案进行讨论（WHO，2019）。

在此之前，联合国秘书长药物获取问题高级别小组在 2016 年的报告中同样强调了研发成本、营销、生产和分销等价格透明的必要性。报告特别指出："尽管现有卫生技术价格公共数据库在国际组织和民间团体的管理下可圈可点，但往往在范围和准确性方面受到一定的限制，其原因包括折扣、加价、税收和区域定价差异等。"（联合国药物获取高级别小组，2016）。

世卫组织疫苗产品、价格和采购项目（以下简称 V3P 项目）于 2014 年启动，旨在为各国提供准确且有用的疫苗产品和价格数据（WHO，未注明日期），以此加强价格信息之间的比较。法国、荷兰、葡萄牙、南非、瑞典和美国等一众国家与作为采购机构的联合国儿童基金会、泛美卫生组织等国际组织均需为 V3P 项目提供价格和采购资源。

2017 年，经合组织提出多国联合采购举措，旨在利用此方式解决国家和全球公司之间价格高昂和信息不对称等问题。经合组织建议，应"确保公共采购体系在全采购周期阶段均充分透明化"，并允许各利益攸关方自由加入，包括"国内外潜在的供应商、民间团体及公众"（OECD，未注明日期）。

为提高透明度所付出的区域努力

一个众所周知的区域案例来自泛美卫生组织战略基金会（PAHO Strategic Fund）。该基金会始终致力于提高药物定价的透明度。它采用区域技术合作机制，旨在支持基本药物和战略性卫生用品的集中采购（PAHO，未注明日期）。

荷兰等一些欧盟国家也对药品价格表示强烈关切，并试图携手制药部门就药品价格问题组织有关谈判。

因此，比利时和荷兰卫生部长于 2015 年签署一份声明，愿意与制药部门开展谈判，共商价格问题。而后，奥地利、爱尔兰和卢森堡也加入了"比荷卢倡议"（Beneluxa Initiative）。该倡议旨在促进药物获取（尤指新型昂贵药物），并提高各国药物成本积累和定价的透明度（Beneluxa Initiative，2015）。

另外，塞浦路斯、希腊、意大利、马耳他、葡萄牙和西班牙于 2017 年成立瓦莱塔宣言小组（Valletta Declaration Group），而后克罗地亚、爱尔兰、罗马尼亚和斯洛文尼亚相继加入。该小组致力于提高药品价格透明度，并促进推行联合采购倡议。小组将法国定为会议观察员。

世界卫生大会第 WHA72.8 号决议

内容

2019 年 5 月，第 72 届世界卫生大会通过一项决议。尽管该决议无法律约束力，但却被认为是一项重大的成功。第 WHA72.8 号决议是关于提高药品市场透明度的第一项国际协议。在意大利的主导下，经过长期谈判，这项决议删除了初始草案中最有争议的条款，最终获得各代表团的压倒性的支持。

决议特别敦促成员国：

（1）采取适当措施，公开分享关于卫生产品净价①的信息。

（2）酌情采取适当的步骤，支持传播人类受试者临床试验的汇总结果数据以及费用（如果已经可以公开获取或自愿提供），并强化二者的可得和可及性，无论结果如何，也无论结果是否支持申请上市许可，同时确保为患者保密。

（3）开展合作，改进供应商对注册卫生产品的信息报告，如关于销售收入、价格、销量、营销费用、补贴和激励措施的报告。

此外，决议特别敦促世卫组织：

（1）支持成员国收集和分析有关整个价值链经济数据的信息。

（2）支持成员国，特别是低收入和中等收入国家，制定、执行和卫生产品市场透明度有关的国家政策。

（3）支持研究、监测价格透明度对卫生产品可负担性和可得性的影响，包括对差别定价的影响。

（4）分析整个价值链中投入数据的可得性，包括临床试验数据和价格信息。

（5）继续召开两年一度的公平定价论坛。

（6）继续支持为确定卫生产品专利状况所付出的努力。

---

① 指生产商在扣除所有回扣、折扣和其他激励后得到的数额。

预计将于 2021 年通过执行委员会第 148 届会议向第 74 届世界卫生大会提交一份进展情况报告。

研发、营销和临床试验相关成本未列入透明度义务

2019 年 5 月第 72 届世界卫生大会筹备与进行期间，由于决议支持者召开了多次非正式会议和谈判会议，以期在卫生大会举行前找到共同利益，因此各成员国传阅了该决议草案的若干版本。

非政府组织知识生态国际组织（Knowledge Ecology International）对此次讨论表示密切关注，并公布了提案草案的六个初始版本。

各方在对最初提案审议后，达成了一系列的妥协：由于各方语言有所差异，其代表希望达到统一化以满足多数人的诉求，因此不得不对草案内容进行删除或调整。例如，意大利于 2019 年 2 月提交的初始提案（KEI，2019a）提议：

（1）将研发和临床试验费用、营销、赠款、税收抵免、销售收入、价格和数量等有关信息作为药物和疫苗的注册条件。

（2）敦促成员国制定关于临床试验信息透明度的最低标准。

（3）呈请世卫组织对具有公共卫生意义的卫生技术数据进行收集和分析，包括特定药物、疫苗和卫生技术的实际制造成本。

（4）敦促成员国避免在贸易协定中采取导致以下事项受到限制的措施：临床试验信息的透明化、药物和疫苗制造技术的合法披露以及药物、疫苗和卫生技术价格的报告。

意大利、希腊、埃及、马来西亚、葡萄牙、塞尔维亚、斯洛文尼亚、南非、西班牙、土耳其和乌干达（KEI，2019b）提交的决议草案建议：

（1）敦促成员国采取措施，以期公开分享药物、疫苗、细胞、基因疗法及其他卫生技术的价格和报销费用等信息。

（2）敦促成员国公开报告人类受试者临床试验的所有结果，包括每一次的试验费用，以及从政府获得的直接资金、税收抵免或其他补贴。

（3）敦促成员国公布关于药物、疫苗、细胞和基因疗法的信息：销售收入、价格及销售单位的年度报告，每种注册产品或程序的营销成本年度报告，用

于支持产品或程序注册的、与每项临床试验直接相关的研发成本，以及与初始监管批准有关的所有赠款、税收抵免或其他任何公共部门补贴和激励措施。

已通过的决议（第 WHA72.8 号）：

（1）不要求披露研发成本。

（2）仅要求在已公开或自愿提供的情况下，传播人类受试者临床试验产生的费用信息。

（3）要求提高临床试验结果的可得和可及性，无论结果如何，也无论结果是否支持申请上市许可。

（4）不要求披露制造成本。

（5）与意大利最初的提案相同，不寻求在贸易协定中采取导致以下事项受到限制的措施：临床试验信息的透明化、药物和疫苗制造技术的合法披露以及药物、疫苗和卫生技术价格的报告。

谈判

高收入国家日渐感受到新型药物带来的沉重的财政负担，鉴于此，这些国家愈加直言己见，并与发展中国家一道寻求降低价格的解决方案。

世卫组织执行委员会于 2019 年 1 月召开会议。期间，罗马尼亚代表欧盟成员国提出倡议，建议采取一种有利于公平定价和透明化的整体方法。葡萄牙特别提到了丙型肝炎和癌症药物的价格，并强调缺乏透明度这一问题如何"遍布整个医药链"。意大利则呼吁制定一项文件，以期解决卫生产品的获取问题，并表示将在即将召开的世界卫生大会上，对世卫组织关于药品透明定价的决议深表关切，这一决议史无前例。其他部分国家同样呼吁价格透明化，其中包括孟加拉国、玻利维亚和智利（Saez，2019b）。

2019 年 2 月初，意大利提交了一份有关提高药物、疫苗和其他卫生相关技术市场透明度的提案草案。4 月 29 日，10 个成员国提出关于同一主题的决议草案，以供第 72 届世界卫生大会（于 5 月 20—28 日召开）讨论。这些成员国分别是意大利、希腊、马来西亚、葡萄牙、塞尔维亚、斯洛文尼亚、南非、西班牙、土耳其和乌干达。世界卫生大会召开前，它们还开展了一系列与其他成员国之间的谈判。

第 72 届世界卫生大会于 2019 年 5 月 20 日召开。当日，意大利和韩国在哥斯达黎加、希腊、印度尼西亚、墨西哥、蒙古、荷兰、葡萄牙、沙特阿拉伯、西班牙和越南的共同支持下，组织了一次关于药物、疫苗和卫生产品获取的会外活动，重点关注如何确保市场透明化和优质产品的可负担性，从而实现全民健康覆盖（Saez，2019c）。

当时，该决议草案尚未在世界卫生大会上提出。这一会外活动的会场座无虚席，众多卫生部长出席了会议。此外，发言者还着重强调，当前迫切需要解决药物的价格高昂、研发成本的保密性以及部分国家得到的谈判价格等问题。

塞浦路斯卫生部的一名代表特别提到了制药业的"不道德做法"。一直以来，由于塞浦路斯人口较少且缺乏一定的谈判能力，其被要求支付的价格往往比其他国家更高。塞浦路斯开展了一项研究，对欧洲药品管理局自 2011 年以来批准的所有产品进行核查，发现较富裕的北欧国家具有产品的优先使用权，而同类型产品往往要在约四年后才可在塞浦路斯发行。

时任意大利医药局局长 Luca Li Bassi 提出各国是否可能根据 GDP 切实实行差别定价。鉴于肺炎球菌疫苗在黎巴嫩的价格高于希腊的两倍，Bassi 便以此疫苗作为案例，呼吁提供更加全面的信息以支持政策决定，使各国具有知情性。国家作为制药业的最大投资者，应当具备塑造市场的能力。

时任意大利卫生部副部长 Armando Bartolazzi 则表示，透明化这一方法被认为能够解决愈加高效但负担不起的药物问题。

荷兰医疗卫生部长 Bruno Bruins 认为，各国应使已接受的支付价格更加透明，而蒙古卫生部长 Sarangerel Davaajantsan 则表示，若透明度合法化，可能会在供应商之间引发竞争，最终导致药品价格降低。

首尔大学公共卫生研究生院的 Soonman Kwon 表示，回扣和折扣问题始终处于保密状态，致使标价居高不下，削弱了外部参考定价的有效性。希腊卫生部长特别顾问 Nikos Raptis 补充称，各国必须签署的保密条款是制药行业"分而治之"的一种方式。

南非国家卫生部副总干事 Anban Pillay 也出席了本次活动，并呼吁各国应以南非为榜样。

南非颁布了一项法律，禁止推行保密合同，并要求制药公司提供产品中活性成分的价格等有关信息。

活动后，成员国在接下来的数日里进行了一系列的密集谈判。截至 2019 年 5 月 23 日，讨论仍未能达成共识。鉴于该决议草案提出后引发了大量的评论与告诫，一个起草小组被成立：目前已有近 100 项拟议的新增、删减和修正提案。随着定于 5 月 24 日举行的全体讨论日趋临近，该草案是否会达成共识仍无法确定（Saez，2019d）。

部分制药业发达的国家对草案文本提出了修订。德国和英国不断要求对草案进行修订，而日本、瑞士和美国等其他国家也在寻求对具体内容进行修订，特别是涉及研发和临床试验费用披露的有关内容。

欧盟成员国未达成统一意见，部分国家是该决议草案的共同提案国，但其他国家却公开表示反对该决议草案。德国和英国等一众国家认为，草案编撰过于仓促，在将草案提交至世界卫生大会审议前，本应在 2019 年 1 月得到世卫组织执行委员会的批准通过。

截至 5 月 24 日，进展速度仍旧缓慢。一系列闭门谈判被开展，而原定于该日（即周五）举行的全体正式会议则被推迟至 5 月 27 日召开。在 5 月 24 日的会议上，芬兰和挪威等部分北欧国家对该决议表示支持。同样，美国和瑞士也公开表示，支持要求公布国内市场销售和购买的药品清单价格的拟议条款，但它们反对在监管部门批准时公开药品的研发和临床试验费用，即使这些资金来自公共来源（Saez，2019a）。

5 月 27 日，谈判持续了一整天，审查该决议草案的全体会议（已经推迟至世界卫生大会的最后一天举行）也再次推迟。随着共同提案国的数量增至 19 个，达成协议指日可待。新的共同提案国包括韩国和马耳他。此外，巴西、厄瓜多尔、挪威、荷兰、瑞士和泰国也表示在原则上对该决议予以支持（Saez，2019e）。

5 月 27 日，由意大利领导的囊括巴西、日本、挪威、西班牙、瑞典、瑞士、泰国、英国和美国等约 30 个国家成员代表组成的专门核心小组夜以继日地工作，不辞劳苦。而德国等一众国家彼时已离开谈判桌。据报道，土耳其已撤回其先前关于该决议草案的共同提案国身份，部分观察人士将此举视为与德国提出的反对意见有着千丝万缕的联系。

据内部消息称，随着期盼已久的关键时刻即将来临，法国却骤然改变立场，与德国、英国和美国分道扬镳，转而决定支持纳入临床试验费用。

5月28日，即世界卫生大会的最后一天，决议草案在甲委员会的最后一个会议开始时被讨论。英国试图将本次讨论推迟至世卫组织执行委员会下一次会议（2020年1月）时再进行，但未能获得成功（Fletcher，2019）。

该决议草案最终以压倒性优势获得了甲委员会的批准。德国、匈牙利和英国虽未阻止该决议的通过，但仍选择了与该决议"脱离关系"。英国对此的不满在于，该决议未受到世卫组织执行委员会的审查。英国常驻联合国和日内瓦其他国际组织代表 Julian Braithwaite 指出，英国担心价格透明化会对低收入和中等收入国家的差别定价协议产生破坏性影响。英国还批评称，这一进程完成得过于仓促，因此未能拥有充足的时间，以仔细考虑潜在的深远影响。

德国代表同样表达了类似的关切，并指出价格透明化非常复杂，因此应对卫生体系的潜在影响开展进一步的评估工作。

其他行为者：世卫组织、民间团体和公私合作伙伴关系

世卫组织

第72届世界卫生大会结束后，世卫组织总干事谭德塞（Tedros Adhanom Ghebreyesus）将该决议描述为"提高药物、疫苗和其他卫生产品定价透明度的里程碑式协议"。

世卫组织长期以来始终倡导提高药品定价的透明度。目前其正在更新《国家的药品定价政策指南》，该版本将纳入"促进药品价格透明度的循证建议"（WHO，2019e）。

世卫组织《2019—2023年获取药物、疫苗和其他卫生产品路线图》呼吁开展全球和区域合作，以提高价格透明度，促进公共支付者、政府决策者及行业之间的对话，同时提升价格谈判能力。此外，该路线图还建议采取有关措施，协助各国甄选合适的药物、疫苗、诊断及其他卫生产品，确保价格透明且公平，支持政策的实施，以期降低政府和个人的成本，并确保产品的质量、

安全和功效以及可持续供应（WHO，2019c）。

2018 年，世界卫生大会关于《公共卫生、创新和知识产权全球战略及行动计划》的第 WHA71（9）号决议指出，成员国应考虑并实施该战略专家审查小组提出的建议，其中两项高度优先的建议分别为：①成员国应支持世卫组织秘书处，提高研发成本的透明度。②世卫组织秘书处应向成员国提供关于促进、监测药品价格透明度以及实施定价、报销政策的相关指导。

2017 年，世卫组织举办了首届公平定价论坛，随后于 2019 年举办了第 2 届，两届论坛均为通过透明度实现公平定价提供了重要的讨论平台。

民间团体

民间团体自始至终密切地参与其中，并坚定支持意大利提出的决议草案。无国界医生组织、国际健康动态、知识生态国际组织、牛津饥荒救济委员会和世界医学协会等众多民间团体组织长期以来一直在关注药品可及性和价格高昂等问题。

世界卫生大会筹备和进行期间，民间团体在讨论的过程中通过大力游说提高了人们对其中利害关系的认识。而在世界卫生大会或国家级会议期间，这种游说显然对谈判造成了一定的影响。

2019 年 5 月 9 日，77 个非政府组织和包括著名学者在内的 49 名个人组成的团体签署了一份公开信，对决议草案中括号过多这一问题表示谴责，并提议对非正式谈判期间提出的草案进行修改。公开信指出，部分高收入国家正试图破坏该倡议。澳大利亚、丹麦、德国、瑞典和英国被列为该决议草案的主要反对者，与此同时，奥地利和美国也被认为试图淡化草案的关键部分（Branigan，2019）。

5 月 23 日，鉴于进展速度缓慢，知识生态国际和无国界医生组织同其他 44 个非政府组织及 10 名个人一道向各方代表发表了一封公开信，敦促其"就世卫组织的透明度决议达成共识，该决议应涉及原始提案中的每个主题，包括价格、收入、销售单位、营销成本、临床试验注册和结果、临床试验成本、政府研发补贴、专利前景、制造技术，以及未来旨在逐步扩大并实施透明度规范标准的会议、论坛和活动等"（KEI，2019c）。

此外，公开信还呼吁在每次谈判会议后公布谈判草案，并确定成员国对所提议的任何括号内容或备选草案的立场。

法国最初对该决议草案持反对意见，致使诺贝尔奖获得者 Françoise Barré-Sinoussi 等一众著名民间团体领导人采取了一系列行动。他们在左翼报纸《解放报》（*Libération*）上发表了一篇专栏文章，呼吁法国政府无论其毫无保留亦或含糊其辞，均应支持该决议。他们指出，在英国，国家卫生体系未覆盖每个质量调整寿命年超过 30 000 英镑的治疗成本；而在法国，丙型肝炎治疗药物必须破例实行配给，癌症治疗也被推迟。

一众德国非政府组织亦发起了类似的请愿书，对德国在决议草案谈判期间所持立场表示抗议，并呼吁德国政府重新考虑其立场。

此外，66 个非洲非政府组织（总部设于南非、乌干达和津巴布韦）试图通过向德国卫生部长 Jens Spahn 发出公开信，以此影响德国的谈判立场。他们敦促德国政府关注高危人群。此类人群由于缺乏药物供给而面临着严重的痛苦，甚至可能引发死亡风险。这些组织还将此信的副本送予法国卫生部长 Agnès Buzyn 和英国卫生及社会福利大臣 Matthew Hancock。

公私合作伙伴关系

在第 72 届世界卫生大会上，就《2019—2023 年获取药物、疫苗和其他卫生产品路线图》草案进行讨论时，作为私营部门合作伙伴的"被忽视疾病药物倡议"（Drugs for Neglected Diseases Initiative）强调，研发成本的透明度是其政策推行的核心要素，"我方尽可能将更多的信息纳入公共领域，包括所有的临床试验数据、我方实际的研发成本及合作伙伴实物捐助等相关资金流。"

制药业

在第 72 届世界卫生大会的谈判中，制药业未公开表达己方观点。该行业历来反对披露研发和临床试验成本，称这类数字难于编制。此外，部分人认为，这种成本受到多种因素的影响，而价格仅为药物获取的一个方面。

高收入国家抗议新药价格空前高昂，为制药业带来了巨大的压力。因此，部分公司为己方辩护，称丙型肝炎新药等药物能够治愈生命，而这一举措为医疗卫生体系节省了大量的资金。

在世卫组织执行委员会于 2019 年 1 月召开的会议上，获取药物、疫苗和其他卫生产品路线图草案采取了侧重价格透明化而非考虑更广泛背景的狭隘定价方法，国际药品制造商协会联合会在评论时对此表示关切。国际药品制造商协会联合会还警告称，价格透明化可能将导致制药公司无法再向发展中国家提供优惠价格，最终产生意想不到的后果。该联合会认为，应对此等后果进行审查后再就透明化展开讨论。

国际药品制造商协会联合会在第 72 届世界卫生大会上就同一主题发言时指出，分享药品价格信息可能会抬高欠发达国家的价格。换言之，发达国家将因此要求在价格方面享受同等待遇。

就研发成本报告而言，国际药品制造商协会联合会认为，药品价格应反映药品的治疗价值及患者和社会的积极成果，而非考虑单个药品的"成本投入"。然而，该联合会也承认，需要提供更多的信息。

世界卫生大会结束后，国际药品制造商协会联合会得出结论称，提高药品和疫苗的可负担性与可及性是一项多层面的挑战，需要制药业等所有利益攸关方共同推行协作且全面的解决方案。尤其是要减少病人必须支付的自付费用、解决供应链中的低效问题、打击假药行为、改进采购措施并尽可能实现中低收入国家的差别定价。

经验教训：现在怎么办？

批准药品市场透明化的决议至关重要，尽管这一谈判过程过于曲折，但还是依然得到了部分高收入国家的大力支持，最终得以成功通过。然而，这些国家目前在保护本国制药业与确保卫生体系可持续性之间依然存在利益分歧。

最终，仅德国、匈牙利和英国未赞成通过该决议。据观察员称，澳大利亚、比利时、保加利亚、加拿大、丹麦、荷兰、波兰、瑞典和瑞士等一众高收入国家对草案的部分内容表示反对，进而导致最终版本的决议遭到削弱。

一旦抛弃研发成本透明度方面的顾虑，日本、荷兰、瑞士和美国便可团结该决议的其他支持者。仅少数国家反对披露临床试验费用。

德国和英国均拥有强大的制药业（特别是 GlaxoSmithKline 和 AstraZeneca），但其同时也依赖与制药业之间的谈判来维持医疗卫生体系的运作。近年来，德国被誉为欧洲制药业的领导者。

民间团体的大力游说也有助于谈判的平衡。第 72 届世界卫生大会期间，德国对民间团体发起的运动表示不满，特别是谈判者因其立场信息遭到泄露而备受压力。

决议通过后，法国和意大利批准了新的法规，要求制药公司披露所收到的新药研发公开捐款。然而，截至 2019 年年底，由于法国的程序问题及意大利新政府的组建，相关举措已处于停滞状态。

世卫组织报告将于 2021 年 1 月提交至其执行委员会的第 148 届会议，预计这一报告将对该决议如何在国家层面实施有所启发。

案例研究 A 参考文献

二维码扫一扫，获取案例研究 A 的参考文献。

案例研究 B | 联合国全民健康覆盖问题高级别会议政治宣言（2019 年）

标题：联合国全民健康覆盖问题高级别会议政治宣言（2019 年）——谈判达成的有史以来最全面的全球卫生协议

作者：Satoshi Ezoe，Tamar Tchelidze，Nathita Premabhuti，Marcelo A.C. Costa

说明：本案例研究均以作者个人身份撰写，不代表其各自组织的观点和立场。

引言

2019 年 9 月 23 日，世界各国领导人一致通过《联合国全民健康覆盖问题高级别政治宣言》（以下简称《政治宣言》）（UN，2019a），联合国秘书长古特雷斯（António Guterres）称其为"有史以来就全球卫生达成的最全面的协定"（UN，2019b）。这一历史性协议重申了若干关键原则，包括卫生对于实现 2030 年可持续发展议程所有目标和指标的重要性。世界各国领导人再次承诺，将到 2030 年实现全民健康覆盖，并加大全球努力，为全世界人民建设一个更加健康的世界。

经过一系列多利益攸关方的协同努力，高级别会议及《政治宣言》最终完成。本案例研究从纽约卫生外交官的角度审视了相关流程，这些外交官密切参与了这一里程碑式协定的规划与谈判进程。

问题

根据世卫组织的定义，全民健康覆盖是指"所有人皆可获得其所需的卫生服务，而不会陷入经济困难；这些服务涵盖健康促进、预防、治疗、康复、姑息治疗等"（WHO，2019a）。

作为一系列宣传运动和政府间谈判的重大成果，全民健康覆盖被纳入2015年联合国大会可持续发展目标，特别是可持续发展目标3.8之"实现全民健康覆盖，包括金融风险保护、优质基本卫生服务获取及全民获取安全、有效、优质和可负担的基本药物与疫苗"（UN，2015）。①

然而，2019年的全球监测报告显示，自上一份报告于2017年提交后，全民健康覆盖在全球的进展依旧缓慢。令人担忧的是，全球至少有一半的人口仍无法获取基本的卫生服务。每年，超9亿人医疗卫生支出费用占家庭收入的10%以上，自费医疗费用导致约1亿人陷入贫困。若长此以往下去，到2030年，全球至少1/3的人口将依然无法获取基本的卫生服务（WHO，2019a）。

背景

世卫组织的管理机构是全球卫生问题的主要讨论平台，特别是成员国卫生部长主持召开的世界卫生大会。然而，国家元首和政府首脑愈加倾向于将联合国大会作为卫生问题的交流平台，尽管联合国大会的主要目标是解决和平安全、人权及发展相关的问题。2001年召开的艾滋病毒/艾滋病大会特别会议即为上述趋势的典型案例。这一会议是一道重要的分水岭，因为全球对艾滋病的响应现已被列入国家元首和政府首脑的政治议程（UN，2001）。自此之后，联合国大会还举行了关于非传染性疾病（2011年、2014年和2018

---

① 2017年相关指标定义如下。可持续发展目标3.8.1为"基本卫生服务的覆盖面（定义为以追踪干预措施为基础的基本服务平均覆盖面，包括生殖、孕产妇、新生儿和儿童健康、传染病、非传染性疾病及一般和最弱势人口的服务能力与获取情况）"；可持续发展目标3.8.2为"家庭卫生支出占比高的人口比例"（UN，2017）。

年）、抗生素耐药性（2016年）和结核病（2018年）的高级别会议。

尽管这些会议及会议上通过的宣言有助于吸引决策者对若干初级卫生问题给予关注，但人们愈加认识到，当前迫切需要对在纽约进行的相关卫生讨论（特别是全民健康覆盖）采取更加全面一致的方法，原因如下：

（1）2030年可持续发展议程强调了可持续发展目标的综合、不可分割及相互联系性质的重要性，并呼吁采取整体统一的方法。

（2）国际社会更新了对初级卫生保健和强化卫生系统的承诺，从而确保将重点放在全民健康覆盖这一总括概念上，并基于这一概念解决与可持续发展目标3有关的所有卫生问题（WHO，2019b）。

（3）联合国需处理的气候变化、发展筹资和核裁军等议题相互关联且日益复杂，因此有必要对卫生采取更具针对性的方法，而非每年举行一次有关个体卫生问题的高级别会议。

为此，联合国大会于2017年决定在2019年召开全民健康覆盖问题高级别会议，并宣布12月12日为"国际全民健康覆盖日"（UN，2018a，2018b）。两项决定均由当时担任"外交政策和全球卫生行动"（Foreign Policy and Global Health Initiative）主席的泰国提出，最终于2017年12月12日批准通过。

2017年12月13日和14日，首届全民健康覆盖论坛（Universal Health Coverage Forum）在东京举行，汇集了各国与国际机构的高级别代表（包括联合国秘书长及世卫组织、世界银行、联合国儿童基金会等组织的负责人），以期推行全民健康覆盖（MoFA Japan，2017）。论坛的成果文件包括一系列愿望，如在2023年之前将基本健康覆盖面再扩大10亿人次。这一文件被纳入2019年全民健康覆盖问题高级别会议通过的《政治宣言》中。

2018年12月，联合国大会一致通过一项决议，规定了全民健康覆盖问题高级别会议的范围、方式、形式及组织安排。该会议于2019年9月23日（即高级别会议周首日）召开（UN，2019c）。决议由泰国和匈牙利共同推动，呼吁所有成员国以最高级别出席会议，并承诺到2030年实现全民健康覆盖。此外，联合国大会在同一决议中决定，会议应批准通过"一项简明且倾向于行动的政治宣言，该宣言通过政府间谈判以协商一致的方式事先商定"。此时，9月的会议筹备工作已完成，成员国必须开始对《政治宣言》进行谈判，且需征得领导人的一致认可。

参与者及其作用

联合国大会主席

联合国大会主席的任务是组织高级别会议，并向联合国大会提交其授权的《政治宣言》，以供会议批准（UN，2019c）；此外还负责组织多利益攸关方的互动听证会，将其纳入会议筹备工作。María Fernanda Espinosa Garcés 作为联合国大会第 73 届会议主席，向大众展示了她坚定的承诺和对筹备工作的统筹，包括任命泰国和格鲁吉亚常驻代表为《政治宣言》谈判的共同主持人。高级别会议由联合国大会第 74 届会议主席 Tijjani Muhammad-Bande 主持召开。

共同主持人

联合国大会主席任命泰国常驻联合国代表 Vitavas Srivihok 和格鲁吉亚常驻联合国代表 Kaha Imnadze 作为共同主持人，与成员国开展非正式协商，旨在实现高级别会议上批准的《政治宣言》（PGA，2019a）。他们负责领导《政治宣言》的起草，采纳各利益攸关方的意见，并指导成员国之间的谈判。

全民健康覆盖与全球卫生之友

"全民健康覆盖与全球卫生之友"（Group of Friends of Universal Health Coverage and Global Health）于 2018 年国际全民健康覆盖日正式创立。日本常驻联合国代表 Koro Bessho 被任命为主席（UHC2030，2019a）。成员国可利用这一开放式平台为 2019 年 9 月的高级别会议造势，同时提高纽约的外交官对全民健康覆盖重要性的认识。这些外交官中的大部分具备的专业知识仅包括安全、人权或发展等方面，并不具备卫生方面的专业知识。"全民健康覆盖与全球卫生之友"的初始成员不多（包括巴西、法国、加纳、匈牙利、日本、南非和泰国），但到《政治宣言》的谈判开始时，其成员数量已超50 个。

外交政策和全球卫生行动

外交政策和全球卫生行动是根据 2007 年《奥斯陆部长级宣言》(MoFA Brazil 等人，2007）发起的，部分成员国自 2008 年以来一直向联合国大会提交关于外交政策和全球卫生行动的决议草案。也正是由于法国提出的 2012 年版外交政策和全球卫生行动决议，全民健康覆盖才首次在联合国大会上得以讨论（UN，2013）。2017 年，作为全民健康覆盖的长期支持者，日本向当时担任外交政策和全球卫生行动主席的泰国建议，即将出台的外交政策和全球卫生行动决议（除其他事宜外）应呼吁各方召开全民健康覆盖问题高级别会议。经过泰国领导的一系列谈判，在其他全民健康覆盖支持者的拥护下，新决议一致决定将于 2019 年召开高级别会议（UN，2018a）。

成员国

在《政治宣言》的一系列谈判中，成员国要么单独谈判，要么作为集团成员协调立场。谈判的主要集团为非洲国家集团、欧盟和 CANZ 集团（加拿大、澳大利亚和新西兰）。77 国集团是联合国最大的发展中国家联盟。尽管该集团参加了 2018 年关于结核病和非传染性疾病的两次高级别会议前谈判，但其未参与本次谈判。由于有关全民健康覆盖的《政治宣言》涉及范围广，因此 77 国集团成员似乎无法就共同立场达成一致。值得一提的是，G7 和 G20 近年来均实现了全民健康覆盖（G7，2016，2019；G20，2019）。其他集团及个别成员国也对谈判做出重大贡献，并结成临时联盟。

世卫组织

自任职以来，世卫组织总干事谭德塞（2017）始终明确表示，全民健康覆盖是世卫组织发展的"重中之重"。作为联合国的卫生技术机构，世卫组织在整个谈判过程中发挥了提供技术支持的核心作用，一如它在联合国大会前举行的数次卫生专题高级别会议上所表现的那样。世卫组织在谈判中担任技术秘书处（technical secretariat），任务包括答复成员国技术澄清的有关请求，并确保《政治宣言》的技术完整性。此外，世卫组织还协助联合国大会主席，于 2019 年 4 月组织举行了多利益攸关方听证会及高级别会议。

2030 年全民健康覆盖国际卫生伙伴关系

2030 年全民健康覆盖国际卫生伙伴关系（International Health Partnership for Universal Health Coverage 2030）创立于 2017 年，是一种多利益攸关方伙伴关系，旨在促进全民健康覆盖的公平与可持续进展。通过开展一系列的协商，该关系聚集了多个利益攸关方（包括民间团体、私营部门、慈善机构和学术界等），在筹备高级别会议方面发挥了重要作用。这些工作成果是汇编了一套"关键问题"（Key Asks），并提交至共同主持人处，还被用于"全民健康覆盖与全球卫生之友"对成员国的情况介绍和 4 月的多利益攸关方听证会中。这套"关键问题"共包含 7 个方面：确保卫生层面之上的政治领导、不让任何人掉队、规范立法、坚持优质护理、保证投资良好且充分、共同进步、性别平等与妇女权利是健康的驱动力。

工具与方法

《政治宣言》由共同主持人领导起草，并纳入联合国成员国、世卫组织、民间团体、学术界、私营部门及其他利益攸关方进行协商。为确保进程包容且有效，进而实现具有意义且基于共识的宣言，以下方法被采用。

多利益攸关方参与

2030 年全民健康覆盖国际卫生伙伴关系（2019b）所提出的关键问题是《政治宣言》的一项重要内容。在这些关键问题被作为宣言第零稿草案提交至共同主持人处审议前，各利益攸关方被赋予为 6 个"关键问题"的提出贡献智慧的机会。此外，他们还可以在全民健康覆盖与全球卫生之友召开的简报会和联合国大会主席于 2019 年 4 月 29 日召开的多利益攸关方听证会上发表意见。在听证会上，有提议将性别平等与妇女权利领域列为第 7 个"关键问题"，最终这一提议被正式接受。

在纽约建立全民健康覆盖与全球卫生之友作为平台

全民健康覆盖与全球卫生之友在纽约召开了一系列简报会，汇集了联合国机构（包括世卫组织，其在日内瓦通报了相关决议与讨论）、专家和民间团体等。全民健康覆盖与全球卫生之友还专门组织了一次简报会，发布由 2030 年全民健康覆盖国际卫生伙伴关系编撰的关键问题。这些简报会有助于驻纽约的外交官在《政治宣言》的有关谈判中发挥积极的作用。

在日内瓦与纽约之间建立联络

泰国和日本作为宣言草案的主要起草国家，于日内瓦世卫组织总部共同领导制定了一项题为"联合国大会全民健康覆盖问题高级别会议筹备工作"（Preparation for the high-level meeting of the United Nations General Assembly on universal health coverage）的决议。该决议于 2019 年 1 月由执行委员会批准（WHO，2019c），并于 2019 年 5 月获得世界卫生大会的批准（WHO，2019d）。泰国和格鲁吉亚常驻纽约联合国代表被任命为《政治宣言》谈判的共同主持人，其于 2019 年 5 月访问日内瓦，向世卫组织成员国通报了纽约谈判的现状，并在世卫组织总部咨询了技术专家，以确保两地的谈判进程保持一致。

力求宣言与相关倡议保持一致

在《政治宣言》的起草与谈判过程中，共同主持人力求确保宣言与相关倡议及成果保持一致。其中包括：①《阿斯塔纳宣言》，于 2018 年 10 月在哈萨克斯坦阿斯塔纳（现为努尔苏丹）举行的全球初级卫生保健会议上通过（WHO，2019b）。②《人人享有健康生活和福祉全球行动计划》，于 2019 年 9 月在联合国大会上推出，旨在加强多边组织之间的合作，以期帮助各国在与卫生相关的可持续发展目标方面取得进一步进展。[①] ③《二十国集团领导人大阪峰会宣言》，于 2019 年 6 月在日本大阪举行的 G20 峰会上通过，包括关于全民健康覆盖的相关承诺。《政治宣言》第 13 段援引《阿斯塔纳宣言》，指出"初级卫生保健是可持续卫生体系的基石，有助于实现全民健康覆盖和

[①] https://www.who.int/sdg/global-action-plan。

与卫生相关的可持续发展目标"。《全民健康生活和福祉全球行动计划》的提议最初未得到部分成员国的支持，但这一提议最终依然被纳入《政治宣言》的第 77 段。另外，《二十国集团领导人大阪峰会宣言》中的部分概念也被《政治宣言》采用，如"使老龄化健康且积极"（第 30 段）及金融与卫生部门之间的合作（第 39 段）。

成果与挑战

共同主持人通过在日内瓦和纽约开展包容性且经过仔细排序的进程，汇集了一系列利益攸关方的意见，制定出《政治宣言》第零稿，并于 2019 年 5 月下旬将其在成员国之间分发，随后开启了一系列的谈判。截至 2019 年 7 月底，共举行 10 余次非正式协商。除此之外，还举行了小团体会议和双边会议，借此处理具体问题。谈判结束后，最终草案于 7 月 24 日进入沉默程序（silence procedure）。[①]8 月初，因发生争议问题，沉默两次被打破（PAG，2019b，2019c，2019d）。然而，得益于两位共同主持人的熟练技巧与强大毅力（二者于 9 月 4 日组织了大使级会议和若干次非正式双边讨论），《政治宣言》的最终草案于 9 月 10 日再次进入沉默程序（PAG，2019e）。经过两天的沉默期，各方最终以协商一致的方式批准通过了《政治宣言》。

《政治宣言》重申了多项相关协议，并强调全民健康覆盖之于 2030 年可持续发展议程实施的核心作用。此外，《政治宣言》还规定了世界各国领导人应做出 2030 年实现全民健康覆盖的承诺。2030 年全民健康覆盖国际卫生伙伴关系将宣言要点概括为关键目标、承诺和行动（UHC2030，2019c），并提到了其在高级别会议召开前汇编的关键问题。《政治宣言》部分要点概述如下。

---

① 沉默程序主要用于联合国的政府间谈判，以协商一致的方式就提案达成一致。提案草稿在与会者之间传阅，若在规定截止日期前无人提出修正案或反对意见，即无人打破沉默，则视为所有与会者均同意该提案草稿。

1. 关键目标

《政治宣言》中最重要的目标，也是谈判期间辩论最激烈的目标包括：2030 年实现全民获得优质基本卫生服务，扭转自费支出的上升趋势，到 2030 年消除卫生相关支出造成的贫困（表 B-1）。正是由于共同主持人召集了世卫组织总部专家举行技术简报会，这些目标达成一致才成为可能。日本等一众成员国热衷于设定有意义和雄心勃勃的数字目标，并要求做出趋势、估计等多项技术澄清。

表 B-1　全球目标和国家目标

全 球 目 标	国 家 目 标
【24】加快努力，争取到 2030 年实现全民健康覆盖目标：①到 2023 年之前将基本健康覆盖面再扩大 10 亿人次，到 2030 年覆盖所有人。②扭转自费支出的上升趋势，到 2030 年消除卫生相关支出造成的贫困。 【42】扩大服务、加强卫生体系并调动资源，需注意到，到 2030 年增加 3.9 万亿美元能够防止 9 700 万人过早死亡，并使低收入和中等收入国家的预期寿命分别增加 3.1 岁和 8.4 岁 【60】解决 1 800 万卫生工作者的短缺问题，并呼吁到 2030 年创造 4 000 万卫生工作机会	【40】优化卫生预算分配，扩大财政空间，并在公共支出中优先考虑卫生事宜（重点关注初级卫生保健），同时注意到，世卫组织建议国内生产总值增加 1% 或以上的目标

资料来源：《联合国全民健康覆盖问题高级别会议政治宣言》。

2. 关键承诺

《政治宣言》纳入了由"2030 年全民健康覆盖国际卫生伙伴关系"汇编的所有 7 个关键问题，并特别强调政治承诺的重要性、制定和实施基于证据的政策与方案、国家所有权、解决卫生不平等问题、不让任何人掉队、促进利益攸关方参与、通过加强卫生与金融部门之间的合作等方式增加投资等问题。《政治宣言》提到，现在迫切需要加强卫生体系，以及需要发挥初级卫生保健在实现全民健康覆盖方面的关键作用。此外，《政治宣言》还呼吁维护社会正义、建立社会保护机制，从而切实保证全面和以人为本的卫生保健体系。

3. 争议领域

谈判过程中，需要重点关注与协商以下三个主要争议领域。

1）性健康和生殖健康及权利

谈判期间最具争议的议题之一当属性健康和生殖健康及权利。多数成员国均以不同的方式强烈感受到了其带来的巨大影响，这在之前举行的其他联合国论坛亦是如此。联合国谈判中出现难题时，采用成员国一致通过早期文件中商定的语言是一种行之有效的方法。然而，在此情况下，很难就使用何种商定语言达成共识。一般可采用两种方法：①利用联合国妇女地位委员会 2019 年的会议成果文件（UN-Women，2019）。该文件的措辞出现在《政治宣言》的第零稿草案中，但部分成员国对此提出质疑，理由是原文件可能未基于共识，且背景也不尽相同。②采用世界卫生大会关于高级别会议筹备工作决议（第 WHA72.4 号决议）的措辞，其中提到了"性健康和生殖健康"。然而，部分成员国认为上述表述并不充分，因其未提及权利事宜。经过贯穿整个会议的广泛协商，各成员国采纳了共同主持人的建议，最终同意在《政治宣言》第 68 段中采用可持续发展目标的商定措辞来解决问题，特别是参考可持续发展目标 3.7 和可持续发展目标 5.6（UN，2015）。

2）移民

移民问题是另一个颇具争议的领域，需要采取与其他联合国论坛一样的广泛协商方式。部分成员国认为，并无必要在《政治宣言》中提及移民，而其他成员国则认为此举至关重要。同样，部分成员国认为可以援引《安全、有序和正常移民全球契约》，但其他成员国并未同意，还指出这一契约未得到联合国成员国的普遍同意。最终，根据共同主持人的建议，成员国同意在《政治宣言》第 70 段中采用联合国大会于 2017 年 12 月通过的有关"外交政策和全球卫生行动"的决议中商定的措辞（UN，2018a）。该决议的最后一段提及"不让任何人掉队"时囊括了移民和其他弱势群体。

3）知识产权与价格透明度

如何在确保医疗产品价格合理与保护知识产权以激励创新之间取得平衡，这一问题是卫生谈判中一个长期的辩论主题，特别是在《政治宣言》的有关谈判中。此外，在 2019 年 5 月举行的第 72 届世界卫生大会上，与会者详细讨论了加强高价医疗产品定价透明度的问题。关于知识产权，共同主持人决定在《政治宣言》第 51 段中采用 2018 年联合国大会结核病防治问题高级别会议《关于防治结核病问题的政治宣言》谈判期间所商定的措辞（UN，2018c）。关于价格透明度，成员国最终选择在《政治宣言》第 50 段中采用世界卫生大会第 WHA72.8 号决议（WHO，2019e）中的商定措辞，而未选择在纽约重开此议题的技术讨论（该讨论曾于日内瓦进行）。

4. 问责制及后续行动

《政治宣言》更加侧重于在国家和全球层面确定举措、后续行动及问责制的优先事项，如设定国家目标和加强国家监测与评估平台；根据秘书长编撰的进度报告，监测并加强为实现全民健康覆盖而采取的相关举措；在 2023 年组织召开关于全民健康覆盖的高级别审查会议，旨在巩固所有与卫生有关的努力（表 B–2）。

表 B–2　全球后续行动和国家后续行动

全球后续行动	国家后续行动
【82】联合国大会第 75 届会议上秘书长的进度报告（2020/21） 【82】联合国大会第 77 届会议上秘书长关于《政治宣言》执行情况的建议（2022/23） 【83】2023 年全民健康覆盖问题高级别会议的讨论范围和方式将于联合国大会第 75 届会议决定（2021 年 9 月）	【55】加强国家政府的战略领导与协调能力（重点关注部门间干预），并加强地方政府的能力 【79】设定可衡量的国家目标，加强国家监测与评估平台 【80】应成员国请求，充分利用多边体系的潜力（包括世卫组织、联合国发展系统、驻地协调员和联合国国家工作团队及其他相关行为者），在国家层面协助并支持各国实现全民健康覆盖目标

资料来源：《联合国全民健康覆盖问题高级别会议政治宣言》。

经验教训及下一步行动

以下概述了在高级别会议的规划、筹备、谈判和召开过程中所吸取的主要经验教训。

1. 在正确的时间制定正确的议程

2015 年，联合国通过了可持续发展目标，随后还召开了一系列卫生问题高级别会议（2001 年、2006 年、2011 年、2014 年、2016 年和 2018 年）。此后，在国家元首层面就卫生综合办法展开讨论的势头愈加强烈。包括 57 位国家元首和政府首脑在内的 165 个成员国代表，在全民健康覆盖问题高级别会议召开前进行了登记。这一事实表明，该议题非常值得国际社会关注。会议安排在联合国大会高级别会议周的首日举行，也有助于确保众多国家的高级别代表参与。

2. 全民健康覆盖倡导者的领导与承诺

全民健康覆盖倡导者的领导与承诺对于高级别会议的成功举行是非常重要的。泰国和格鲁吉亚的共同主持人及其团队在整个谈判过程中表现出了相当的毅力和熟练的技巧。联合国秘书长、世卫组织总干事和联合国大会主席通过发表声明和开展行动（如召开筹备会议），明确表示将尽早为该议程提供支持。成员国（巴西、格鲁吉亚、日本和泰国等全民健康覆盖倡导者）及全民健康覆盖与全球卫生之友成员携手指导谈判并召开了高级别会议。泰国和格鲁吉亚的专家（作为共同主持人）、联合国大会主席办公室、全民健康覆盖与全球卫生之友主席及世卫组织（作为谈判的技术秘书处）每日就实际问题进行沟通交流，此举将有助于推进这一进程。

3. 多利益攸关方参与

2030 年全民健康覆盖国际卫生伙伴关系基于民间团体、私营部门、慈善机构和学术界的广泛协商，为 2030 年全民健康覆盖编撰了关键问题，有助于确保利益攸关方的观点在《政治宣言》中得到广泛体现。此外，联合国大会主席召开的多利益攸关方听证会和全民健康覆盖与全球卫生之友召开的简报会都邀请了 2030 年全民健康覆盖国际卫生伙伴关系介绍关键问题，这一切都有助于将利益攸关方的观点纳入最终谈判。

4. 为纽约的外交官做好谈判准备

由于驻纽约的外交官不一定是卫生专家，因此全民健康覆盖与全球卫生之友被设立并被作为成员国加深理解全民健康覆盖及不同利益攸关方表达观点的平台。世卫组织总部和日内瓦管理机构展开的相关讨论，以及多利益攸关方开展协商的简报，都有助于外交官为谈判做好充分准备并积极参与。此外，有兴趣的成员国及合作伙伴还就私营部门在卫生保健中的作用、全民健康覆盖的筹资及人口老龄化等议题联合召开了简报会。

5. 在日内瓦与纽约之间建立联络

由于日内瓦与纽约的动态与优先事项不尽相同，应为确保两地之间的讨论保持一致做出最大努力。这主要是通过世界卫生大会的筹备决议（WHA72.4；WHO，2019d）得以实现的，即共同主持人在日内瓦召开简报会并有世卫组织总部专家参与。谈判的技术基础由此奠定，并有望解决价格透明度等部分争议问题。然而，性健康和生殖健康及权利、移民等部分话题，在纽约的争议比日内瓦更加激烈。如上所述，此等目标需要进行针对性调解与说服。今后，参与纽约卫生谈判的外交官应牢记这些问题的政治性质，这与联合国大会更广泛的事态发展密切相关。

世界各国领导人在 2019 年 9 月 23 日通过的《政治宣言》中，重申了将全民健康覆盖作为 2030 年可持续发展议程中所有卫生相关目标和指标的总括概念。该宣言基于富有雄心的目标、承诺及进程规划，在全球范围内呼吁到 2030 年实现全民健康覆盖。多数利益攸关方以之前和正在进行的全球卫生倡议为基础，携手努力促成这一里程碑式协议的创立。《政治宣言》中提出的 2023 年和 2030 年各项具体目标能否实现，取决于所有参与者在全球卫生领域共同做出的承诺。

案例研究 B 参考文献

二维码扫一扫，获取案例研究 B 的参考文献。

参考文献

由高等学院发布的或与高等学院联合发布的公共卫生出版物

Abbott FM（2011）. Intellectual property and public health: meeting the challenge of sustainability. Geneva: Graduate Institute（http://repository. graduateinstitute.ch/record/12336, accessed 14 September 2020）.

Alcázar S（2008a）. The Copernican shift in global health. Geneva: Graduate Institute（http:// repository.graduateinstitute.ch/record/4070, accessed 14 September 2020）.

Alcázar S（2008b）. The WHO Framework Convention on Tobacco Control: a case study in foreign policy and health: a view from Brazil. Geneva: Graduate Institute （http://repository.graduateinstiitute. ch/record/4068, accessed 14 September 2020）.

Battams S, Matlin SA（2013）. Discussing a definition of global health. Geneva: Graduate Institute（http://repository.graduateinstitute.ch/record/288069, accessed 14 September 2020）.

Cassels A, Kickbusch I, Told M, Ghinga I（2014）. How should the WHO reform?: an analysis and review of the literature. Geneva: Graduate Institute（http:// repository.graduateinstitute.ch/record/292197, accessed 14 September 2020）.

Claxton A, Rusagara V, Oloo B（2010）. Negotiating health in a fragile state: a civil society perspective: a case study of the Global Fund TB project in Somalia. Geneva: Graduate Institute（http://repository.graduateinstitute.ch/record/4074, accessed 14 September 2020）.

Global Health Centre（2016）. Getting the most out of polio eradication: 10

actions for Europe. Geneva: Graduate Institute（http://repository.graduateinstitute.ch/record/296845, accessed 14 September 2020）.

Global Health Programme（2012）. Good global health begins at home: policy coherence at national level. Geneva: Graduate Institute（http://repository.graduateinstitute.ch/record/16587, accessed 14 September 2020）.

Global Health Programme（2013）. Health diplomacy meets science diplomacy: symposium report November 2013. Geneva: Graduate Institute（http://repository.graduateinstitute.ch/record/293813, accessed 14 September 2020）.

Global Health Programme（2014a）. Formation francophone diplomatie et santé. Geneva: Graduate Institute（http://repository.graduateinstitute.ch/record/292212, accessed 14 September 2020）.

Global Health Programme（2014b）. Global health instruments: The case of the WHO FCTC. Geneva: Graduate Institute（http://repository.graduateinstitute.ch/record/288070, accessed 14 September 2020）.

Global Health Programme（2015）. 300 women leaders in global health. Geneva: Graduate Institute（http://repository.graduateinstitute.ch/record/296815, accessed 14 September 2020）.

Jacques M, Kickbusch I, Told M（2013）. A glossary of terms used in global health negotiation: a working tool. Geneva: Graduate Institute（https://repository.graduateinstitute.ch/record/296833?ln=en, accessed 14 September 2020）.

Kickbusch I（2010）. Case studies: the role of Switzerland in global health governance part I: a development perspective. Geneva: Graduate Institute（http://repository.graduateinstitute.ch/record/290689, accessed 14 September 2020）.

Kickbusch I（2016）. Governing the global health security domain. Geneva: Graduate Institute（http://repository.graduateinstitute.ch/record/293810, accessed 14 September 2020）.

Kickbusch I, Brindley C（2013）. Health in the post-2015 development agenda: an analysis of the UN led thematic consultations, high level panel report and sustainable development debate in the context of health. Geneva: Graduate Institute （http://repository.graduateinstitute.ch/record/288001, accessed 14 September 2020）.

Kickbusch I, Franz C（2020）. Towards a synergistic global health strategy in the EU. Geneva: Graduate Institute（http://repository.graduateinstitute.ch/record/298287, accessed 14 September 2020）.

Kickbusch I, Liu A（2017）. Global health leadership: electing the WHO Director-General. Geneva: Graduate Institute; Global Health Centre（http://repository.graduateinstitute.ch/record/296008, accessed 14 September 2020）.

Kickbusch I, Cassels A, Liu A（2016）. New directions in governing the global health domain: leadership challenges for WHO. Geneva: Graduate Institute; Global Health Centre（http://repository.graduateinstitute.ch/record/294882, accessed 14 September 2020）.

Kickbusch I, Matlin SA, Richard E, Told M.（2017）. Getting the most out of polio eradication: the political dimension: final research report 2016. Geneva: Graduate Institute; Global Health Centre（http://repository.graduateinstitute.ch/record/296836, accessed 14 September 2020）.

Kickbusch I, Sturchio JL, Galambos L, Told M, Flores T, Hoppy R, Lindenmayer I, Cassar Szabo MM, Canham L（2016）. Universal health coverage: an annotated bibliography 3.0: the new health economy. Geneva: Graduate Institute; Global Health Centre（http://repository.graduateinstitute. ch/record/298053, accessed 14 September 2020）.

Kirton J, Kickbusch I, editors（2019）. Health: a political choice: delivering universal health coverage 2030. London: Global Governance Project（http://repository.graduateinstitute.ch/record/297186, accessed 14 September 2020）.

Martin J, Kickbusch I, Told M（2013）. A glossary of terms used in global health negotiation: a working tool. Geneva: Graduate Institute（http://repository.graduateinstitute.ch/record/296833, accessed 14 September 2020）.

Matlin SA, Moon S, Røttingen J-A（2013）. Event working paper 1: priority setting for health R&D. Geneva: Graduate Institute（http://repository.graduateinstitute.ch/record/293812, accessed 14 September 2020）.

Matlin SA, Haselgrave M, Told M, Piper JE（2017）. The Global Polio Eradication Initiative: achievements, challenges, and lessons learned from 1988-2016. Geneva: Graduate Institute; Global Health Centre（http://repository.graduateinstitute. ch/record/295615, accessed 14 September 2020）.

Miller J, Velayati AA, Hashemian SM（2014）. Global health diplomacy in practice: bi-lateral cooperation to improve rural health systems in the Mississippi Delta, USA and the Islamic Republic of Iran. Geneva: Graduate Institute（http:// repository.graduateinstitute.ch/record/288066, accessed 14 September 2020）.

Mwagiru M（2009）. Negotiating health in foreign policy: an East African perspective. Geneva: Graduate Institute（http://repository.graduateinstitute.ch/ record/12242, accessed 14 September 2020）.

Silberschmidt G（2011）. How to set priorities for the World Health Organization. Geneva: Graduate Institute（http://repository.graduateinstitute.ch/ record/4076, accessed 14 September 2020）.

Told M, Kickbusch I, Matlin SA, Piper JE, Richard E（2016）. Polio legacy and transition: what can we learn for SDGs, global health governance and health diplomacy?: meeting report. Geneva: Graduate Institute; Global Health Centre（http:// repository.graduateinstitute.ch/record/296841, accessed 14 September 2020）.

Vigier L（2014）. Le contexte géopolitique mondial et ses évolutions: mondialisation, multilatéralisme et santé publique. Geneva: Graduate Institute（http://repository.graduateinstitute.ch/ record/292196, accessed 14 September 2020）.

Whelan M（2008）. Negotiating the International Health Regulations. Geneva: Graduate Institute（http://repository.graduateinstitute.ch/record/4066, accessed 14 September 2020）.

有关外交的出版物

Berridge GR（2010）. Diplomacy: theory and practice, 4th edition. Basingstoke/

New York: Palgrave Macmillan.

Berridge GR（2015）. Economic and commercial diplomacy. In: Berridge GR, editor. Diplomacy: theory and practice, 5th edition. London: Palgrave Macmillan; 2015:210-224.（https://doi.org/10.1057/9781137445520_15, accessed 14 September 2020）.

Blavoukos S, Bourantonis D（2011）. Chairing multilateral negotiations: the case of the United Nations. London: Routledge.

Gaudiosi RW, Roesch JL, Ye-Min W（2019）. Negotiating at the United Nations: a practitioner's guide. Abingdon/New York: Routledge.

Hamilton K, Langhorne R（2010）. The practice of diplomacy: its evolution, theory and administration, 2nd edition. London: Routledge.

Hocking B, Melissen J, Riordan S, Sharp P（2012）. Futures for diplomacy: integrative diplomacy in the 21st century. The Hague: Netherlands Institute of International Relations Clingendael（https://www.clingendael.org/sites/default/files/pdfs/20121030_research_melissen.pdf, accessed 14 September 2020）.

Meerts P（2015）. Diplomatic Negotiation: Essence and Evolution. The Hague, Clingendael Institute（https://www.clingendael.org/sites/default/files/pdfs/Diplomatic_Negotiation_Web_2015.pdf, accessed 12 October 2020）.

Sandre A（2013）. Twitter for diplomats. Geneva/Rome: DiploFoundation/Istituto Diplomatico（https://issuu.com/diplo/docs/twitter_for_diplomats, accessed 14 September 2020）.

Sharp P（2019）. Diplomacy in the 21st century: a brief introduction. Abingdon: Routledge.

Siracusa JM（2010）. Diplomacy: a very short introduction. Oxford: Oxford University Press.

Walker RA（2011）. Manual for UN delegates: conference process, procedure and negotiation. Geneva: United Nations Institute for Training and Research（https://www.un-ilibrary.org/united-nations/manual-for-un-delegates_314ba75f-en, accessed 14 September 2020）.

有关全球卫生外交的出版物

Drager N, McClintock E, Moffitt M（2000）. Negotiating health development: a guide for practitioners. Cambridge（MA）/Geneva: Conflict Management Group/World Health Organization（https://apps.who.int/iris/handle/10665/66659, accessed 14 September 2020）.

Fairman D, Chigas D, McClintock E, Drager N（2012）. Negotiating public health in a globalized world: global health diplomacy in action. Dordrecht/Heidelberg/London/New York: Springer.

Haring, R, Kickbusch I, Ganten D, and Moeti M, editors.（2021）Handbook of Global Health. Springer International Publishing.

Kickbusch I, Kökény M, editors（2017）. Health diplomacy: European perspectives. Geneva: World Health Organization（http://www.euro.who.int/en/publications/abstracts/health-diplomacy-european-perspectives-2017, accessed 14 September 2020）.

Kickbusch I, Lister G, editors（2006）. European perspectives on global health: a policy glossary. Brussels: European Foundation Centre（https://repository.graduateinstitute.ch/record/294625, accessed 14 September 2020）.

Kickbusch I, Lister G, Told M, Drager N, editors（2013）. Global health diplomacy: concepts, issues, actors, instruments, fora and cases. New York: Springer.

Matlin S, Kickbusch I, editors（2017）. Pathways to global health: case studies in global health diplomacy（volume 2）. Singapore: World Scientific（Global Health Diplomacy, Vol. 5）.

Rosskam E, Kickbusch I, editors（2011）. Negotiating and navigating global health: case studies in global health diplomacy. Hackensack（NJ）: World Scientific（Global Health Diplomacy, Vol. 2）.

Severoni S, Kosinska M, Immordino P, Told M, Kökény M, editors（2019）. Health diplomacy: spotlight on refugees and migrants. Copenhagen: WHO Regional Office for Europe（http://www.euro.who.int/en/publications/abstracts/health-diplomacy-spotlight-on-refugees-and-migrants-2019, accessed 14 September 2020）.

有关世卫组织的出版物

Burci GL, Vignes C-H（2004）. World Health Organization. The Hague: Kluwer Law International.

Cueto M, Brown TM, Fee E（2019）. The World Health Organization: a history. Cambridge: Cambridge University Press.

Lee, K（2009）. The World Health Organization（WHO）. Abingdon: Routledge（Global Institutions）.

有关全球卫生外交去殖民化的出版物

Bertram K, Erondu N, Pai M（2020）. Silenced voices in global health. In: Think Global Health [website]（https://www.thinkglobalhealth.org/article/silenced-voices-global-health, accessed 12 October 2020）.

Bismarck, H von（2012）. Defining decolonization. Essay for the British Scholar Society（https://www.helenevonbismarck.com/wp-content/uploads/2017/12/Defining-Decolonization.pdf, accessed 10 November 2020）.

Büyüm AM, Kenney C, Koris A, Mkumba L, Raveendran Y（2020）. Decolonising global health: if not now, when? BMJ Glob Health, 5（8）:e003394（https://gh.bmj.com/content/5/8/e003394, accessed 12 October 2020）.

Byatnal A（2020）. Is COVID-19 magnifying colonial attitudes in global health? In: Devex [website].（https://www.devex.com/news/sponsored/is-covid-19-magnifying-colonial-attitudes-in-global-health-97499, accessed 12 October 2020）.

Global Health 50/50（2020）. The Global Health 50/50 report 2020: power, privilege and priorities. London（https://globalhealth5050.org/2020report/, accessed 12 October 2020）.

Green A（2019）. The activists trying to "decolonize" global health. In: Devex [website]. （https://www.devex.com/news/sponsored/the-activists-trying-to-decolonize-global-health-94904, accessed 12 October 2020）.

Horton R（2013）. Offline: Is global health neocolonialist? Lancet, 382（9906）:1690.（https://www.thelancet.com/journals/lancet/article/PIIS0140-6736（13）62379-X/abstract, accessed 12 October 2020）.

Keshavjee S（2014）. Blind spot: how neoliberalism infiltrated global health. Berkeley: University of California Press（https://www.ucpress.edu/book/9780520282841/blind-spot, accessed 12 October 2020）.

Kumar A（2020）. White supremacy in global health. In: Think Global Health [website]（https://www.thinkglobalhealth.org/article/white-supremacy-global-health, accessed 12 October 2020）.

Mbaye R, Gebeyehu R, Hossmann S, Mbarga N, Bih-Neh E, Eteki L et al.（2019）. Who is telling the story? A systematic review of authorship for infectious disease research conducted in Africa, 1980-2016. BMJ Glob Health, 4（5）:e001855（https://gh.bmj.com/content/4/5/e001855, accessed 12 October 2020）.

Mignolo WD, Walsh CE（2018）. On decoloniality: concepts, analytics, praxis. Durham, NC: Duke University Press（http://read.dukeupress.edu/books/book/2457/On-DecolonialityConcepts-Analytics-Praxis, accessed 12 October 2020）.

Redvers N, Yellow Bird M, Quinn D, Yunkaporta T, Arabena K（2020）. Molecular decolonization: an indigenous microcosm perspective of planetary health. Int J Environ Res Public Health. 17（12）:4586（https://www.mdpi.com/1660-4601/17/12/4586, accessed 12 October 2020）.

Richardson ET, McGinnis T, Frankfurter R（2019）. Ebola and the narrative of mistrust. BMJ Glob Health. 4（6）:e001932（https://gh.bmj.com/content/4/6/e001932, accessed 12 October 2020）.

有关女性作为全球卫生外交官的出版物

Inter-Parliamentary Union（2020）. Women in politics: 2020. In: IPU [website] （https://www.ipu.org/resources/publications/infographics/2020-03/women-in-politics-2020, accessed 12 October 2020）.

Chideya FZ et al.（2019）. African Women in Diplomacy.（http://www.dirco.gov.za/department/african_women_diplomacy/african_women_in_diplomacy.pdf）.

Daalen KR van et al.（2020）. Symptoms of a broken system: the gender gaps in COVID-19 decision-making. BMJ Global Health, 5（10）:e003549.（https://gh.bmj.com/content/5/10/e003549, accessed 10 December 2020）.

World Health Organization（2020）. Delivered by women, led by men: a gender and equity analysis of the global health and social workforce. Geneva: World Health Organization（Human Resources for Health Observer No. 24; http://www.who.int/hrh/resources/health-observer24/en/, accessed 12 October 2020）.

Women in Global Health（n.d.）. Women in Global Health [website]（https://www.womeningh.org, accessed 12 October 2020）.

图书、文章、工作论文及其他

Acharya S, Barber S-L, Lopez-Acuna D, Menabde N, Migliorini L, Molina J, Schwartländer B, Zurn P（2014）. BRICS and global health. Bull World Health Organ. 92（6）:386-386A（http://dx.doi. org/10.2471/BLT.14.140889, accessed 14 September 2020）.

Alfredson T, Cungu A（2008）. Negotiation theory and practice: a review of the literature. Rome: Food and Agriculture Organization of the United Nations（http://www.fao.org/docs/up/easypol/550/4-5_negotiation_background_paper_179en.pdf, accessed 14 September 2020）.

Babic M（2020）. Let's talk about the interregnum: Gramsci and the crisis of the liberal world order. Int Aff. 96（3）:767-786（https://academic.oup.com/ia/article/96/3/767/5712430, accessed 14 September 2020）.

Barbieri G（2019）. Regionalism, globalism and complexity: a stimulus towards global IR? Third World Thematics 4（6）:424-441（https://doi.org/10.1080/238020

14.2019.1685406, accessed 14 September 2020）.

Brown, MD, Bergmann JN, Novotny TE, Mackey TK（2018）. Applied global health diplomacy: profile of health diplomats accredited to the United States and foreign governments. Glob Health 14（https://doi.org/10.1186/s12992-017-0316-7, accessed 14 September 2020）.

Brown MD, Mackey TK, Shapiro CN, Kolker J, Novotny TE（2014）. Bridging public health and foreign affairs: the tradecraft of global health diplomacy and the role of health attachés. Sci Dipl. 3（3）（https://www.sciencediplomacy.org/article/2014/bridging-public-health-and-foreign-affairs, accessed 14 September 2020）.

Boyd A et al.（2019）. Data Diplomacy. Science & diplomacy, 8（1）.（https://www.ncbi.nlm.nih.gov/pmc/articles/PMC6785044/, accessed 12 October 2020）.

Büyüm AM, Kenney C, Koris A, Mkumba L, Raveendran Y（2020）. Decolonising global health: if not now, when? BMJ Glob Health 5（8）:e003394（https://gh.bmj.com/content/5/8/e003394, accessed 14 September 2020）.

Cassels A, Kickbusch I, Told M, Ghinga I（2014）. How should the WHO reform?: an analysis and review of the literature. Geneva: Graduate Institute（https://repository.graduateinstitute.ch/record/292197?ln=en, accessed 14 September 2020）.

Chattu VK（2017a）. Politics of Ebola and the critical role of global health diplomacy for the CARICOM. J Family Med Prim Care 6（3）:463-467（http://www.jfmpc.com/text. asp?2017/6/3/463/222056, accessed 14 September 2020）.

Chattu VK（2017b）. The rise of global health diplomacy: an interdisciplinary concept linking health and international relations. Indian J Public Health 61（2）:134-136（http://www.ijph.in/text. asp?2017/61/2/134/207417, accessed 14 September 2020）.

Chattu VK, Chami G（2020）. Global health diplomacy amid the COVID-19 pandemic: a strategic opportunity for improving health, peace, and well-being in the CARICOM region: a systematic review. Soc Sci. 9（5）:88（https://www.mdpi.com/2076-0760/9/5/88/htm, accessed 14 September 2020）.

Chattu VK, Kevany S（2019）. The need for health diplomacy in health security operations. Health Promot Perspect. 9（3）:161-163（https://www.ncbi.nlm.nih.gov/pmc/articles/PMC6717919/, accessed 14 September 2020）.

Chattu VK, Knight AW（2019）. Port of Spain Summit Declaration as a successful outcome of global health diplomacy in the Caribbean region: a systematic review. Health Promot. Perspect. 9（3）:174-180（https://doi.org/10.15171/hpp.2019.25, accessed 14 September 2020）.

Cooper AF, Farooq AB（2015）. Stretching health diplomacy beyond "global" problem solving: bringing the regional normative dimension in. Glob Soc Policy 15（3）:313-328（https://www.ncbi.nlm.nih.gov/pubmed/26635500, accessed 14 September 2020）.

Dodds F, Donoghue D, Roesch JL（2016）. Negotiating the Sustainable Development Goals: a transformational agenda for an insecure world. London: Routledge（https://www.taylorfrancis.com/books/e/9781315527093, accessed 12 October 2020）.

Feldbaum H, Michaud J（2010）. Health diplomacy and the enduring relevance of foreign policy interests. PLoS Med 7（4）: e1000226（https://journals.plos.org/plosmedicine/article?id=10.1371/journal.pmed.1000226, accessed 14 September 2020）.

Frenk J, Moon S（2013）. Governance challenges in global health. N Engl J Med. 368:936-942（https://www.nejm.org/doi/full/10.1056/NEJMra1109339, accessed 14 September 2020）.

Garfield R, Devin J, Fausey J（1995）. The health impact of economic sanctions. Bull N Y Acad Med. 72（2）:454-469.（https://www.ncbi.nlm.nih.gov/pmc/articles/PMC2359434/, accessed 14 September 2020）.

Gómez EJ, Ruger JP（2015）. The global and domestic politics of health policy in emerging nations. J Health Polit Policy Law 40（1）:3-11（https://doi.org/10.1215/03616878-2854256, accessed 14 September 2020）.

Gostin LO, Sridhar D（2014）. Global health and the law. N Engl J Med. 370:1732-1740（https://www.nejm.org/doi/full/10.1056/NEJMra1314094, accessed

14 September 2020）．

Iglehart JK（2004）．Advocating for medical diplomacy: a conversation with Tommy G. Thompson. Health Aff. 23:Suppl1（https://doi.org/10.1377/hlthaff.W4.262, accessed 14 September 2020）．

Ikenberry GJ（2018）．The end of liberal international order? Int Aff. 94（1）:7-23.（https://academic. oup.com/ia/article/94/1/7/4762691, accessed 14 September 2020）．

Irwin R, Smith R（2019）．Rituals of global health: negotiating the World Health Assembly. Glob Public Health 14（2）:161-174（https://doi. org/10.1080/17441692.2018. 1504104, accessed 14 September 2020）．

Jones CM, Clavier C, Potvin L（2017）．Adapting public policy theory for public health research: a framework to understand the development of national policies on global health. Soc Sci Med. 177:69-77（https://www.ncbi.nlm.nih.gov/pubmed/28161673, accessed 14 September 2020）．

Kallinen N（2016）．What are competent diplomats made of? Exploring competency management in Finnish Foreign Service [thesis]. Vaasa: University of Vaasa（https://osuva.uwasa.fi/handle/10024/1290, accessed 14 September 2020）．

Katz R, Kornblet S, Arnold G, Lief E, Fischer JE（2011）．Defining health diplomacy: changing demands in the era of globalization. Milbank Q. 89（3）:503-523（https://www.ncbi.nlm.nih.gov/pmc/articles/PMC3214719/, accessed 14 September 2020）．

Kevany S（2014）．Global health diplomacy: a "deus ex machina" for international development and relations. Int J Health Policy Manag. 3（2）:111-112（https://www.ncbi.nlm.nih.gov/pmc/articles/PMC4122081/, accessed 14 September 2020）．

Kickbusch I（2011）．Global health diplomacy: how foreign policy can influence health. BMJ 342:d3154（https://www.bmj.com/content/342/bmj.d3154.long, accessed 14 September 2020）．

Kickbusch I（2015）．The political determinants of health: 10 years on. BMJ

350:h81（https://www.bmj.com/content/350/bmj.h81, accessed 14 September 2020）.

Kickbusch I（2016）. The need for a European strategy on global health. Scand J Public Health 34:561-5（https://doi.org/10.1080/14034940600973059, accessed 14 September 2020）.

Kickbusch I, Cassels A（2018）. Disruptions that shape global health. BMJ 363:2-3（https://repository.graduateinstitute.ch/record/296678?ln=en, accessed 14 September 2020）.

Kickbusch I, Kökény M（2013）. Global health diplomacy: five years on. Bull World Health Organ. 91:159-159A（http://www.who.int/bulletin/volumes/91/3/13-118596/en/, accessed 14 September 2020）.

Kickbusch I, Cassar Szabo MM（2014）. A new governance space for health. Glob Health Action, 7（1）（https://doi.org/10.3402/gha.v7.23507, accessed 14 September 2020）.

Kickbusch I, Allen L, Franz C（2016）. The commercial determinants of health. Lancet Glob Health 4（12）:E895-896（https://doi.org/10.1016/S2214-109X（16）30217-0, accessed 14 September 2020）.

Kickbusch I, Silberschmidt G, Buss P（2007）. Global health diplomacy: the need for new perspectives, strategic approaches and skills in global health. Bull World Health Organ. 85（3）:230-232（https://www.who.int/bulletin/volumes/85/3/06-039222.pdf?ua=1, accessed 14 September 2020）.

Kickbusch I, Novotny TE, Drager N, Silberschmidt G, Alcazar S（2007）. Global health diplomacy: training across disciplines. Bull World Health Organ. 85（12）:971-973（https://www.ncbi.nlm.nih.gov/pmc/articles/PMC2636315/, accessed 14 September 2020）.

Killeen OJ, Davis A, Tucker JD, Meier BM（2018）. Chinese global health diplomacy in Africa: opportunities and challenges. Glob Health Gov. 12（2）:4-29（https://www.ncbi.nlm.nih.gov/pmc/articles/PMC6447313/, accessed 14 September 2020）.

Labonté R（2018）. Reprising the globalization dimensions of international health. Glob Health 14 （https://globalizationandhealth.biomedcentral.com/articles/10.1186/s12992-018-0368-3, accessed 14 September 2020）.

Lancet（2018）. GBD [Global Burden of Disease] 2017: a fragile world [editorial]. Lancet 392:1683（https://doi.org/10.1016/S0140-6736（18）32858-7, accessed 14 September 2020）.

Lancet（2019）. G20 Osaka: when will global health commitments be realised? [editorial]. Lancet 394:1（https://doi.org/10.1016/S0140-6736（19）31520-X, accessed 14 September 2020）.

Lee K, Smith R（2011）. What is "global health diplomacy"?: a conceptual review. Glob Health Gov. 5（1）（https://www.researchgate.net/publication/261833347_What_is_'Global_Health_Diplomacy'_A_Conceptual_Review, accessed 14 September 2020）.

Lencucha R, Kothari A, Labonté R（2010）. The role of non-governmental organizations in global health diplomacy: negotiating the Framework Convention on Tobacco Control. Health Policy Plan. 26（5）:405-412（https://www.ncbi.nlm.nih.gov/pubmed/21051475, accessed 14 September 2020）.

Loewenson R, Modisenyane M, Pearcey M（2014）. African perspectives in global health diplomacy. J Health Dipl.（http://www.tarsc.org/publications/documents/loewenson%20modisenyane%20pearcey_african%20perspectives%20in%20GHD.pdf, accessed 14 September 2020）.

Mahbubani K（2020）. Diplomacy: Power or Persuasion. SAIS Review of International Affairs, 40（1）:19-29.（https://muse.jhu.edu/article/763651, accessed 12 October 2020）.

McBride B, Hawkes S, Buse K（2019）. Soft power and global health: the Sustainable Development Goals（SDGs）era health agendas of the G7, G20 and BRICS. BMC Public Health 19（https://bmcpublichealth.biomedcentral.com/articles/10.1186/s12889-019-7114-5, accessed 14 September 2020）.

Ministers of Foreign Affairs of Brazil, France, Indonesia, Norway, Senegal, South Africa, and Thailand（2007）. Oslo Ministerial Declaration: global health: a pressing foreign policy issue of our time. Lancet 369:1373-1378（https://www.thelancet.com/journals/lancet/article/PIIS0140-6736（07）60498-X/fulltext, accessed 14 September 2020）.

Niklasson B（2020）. The gendered networking of diplomats. Hague J. Dipl, 15（1-2）:13-42（https://brill.com/view/journals/hjd/15/1-2/article-p13_2.xml, accessed 12 October 2020）.

Nikogosian H（2020）. Regional integration, health policy and global health. Glob. Policy 11（4）:508-514（https://onlinelibrary.wiley.com/doi/abs/10.1111/1758-5899.12835, accessed 16 November 2020）.

Nikogosian H, Kickbusch I（2016）. The legal strength of international health instruments: what it brings to global health governance? Int J Health Policy Manag. 5（12）:683-685（http://www.ijhpm.com/article_3270_dfc7f91e0d1091e8c16da06b812ae436.pdf, accessed 14 September 2020）.

Nikogosian H, Kickbusch I（2018）. Interface of health and trade: a viewpoint from health diplomacy. BMJ Glob Health 3（Suppl 1）:e000491（https://gh.bmj.com/content/3/Suppl_1/e000491, accessed 14 September 2020）.

Paula N de（2021）. Planetary health diplomacy: a call to action. The Lancet Planetary Health, 5（1）: e8-e9.（https://www.thelancet.com/journals/lanplh/article/PIIS2542-5196（20）30300-4/abstract, accessed 10 February 2021）.

Pfetsch FR（2009）. Chairing negotiations in the World Trade Organization. Négociations 11（1）:121-141（https://www.cairn.info/revue-negociations-2009-1-page-121.htm, accessed 14 September 2020）.

Ruckert A, Labonté R, Lencucha R, Runnels V, Gagnon M（2016）. Global health diplomacy: a critical review of the literature. Soc Sci Med. 155:61-72（https://www.sciencedirect.com/science/article/abs/pii/S0277953616301046, accessed 14 September 2020）.

Smith R, Irwin R（2016）. Measuring success in global health diplomacy: lessons from marketing food to children in India. Glob Health 12（1）（https://doi.org/10.1186/s12992-016-0169-5, accessed 14 September 2020）.

Taylor AL, Dhillon IS（2011）. The WHO Global Code of Practice on the International Recruitment of Health Personnel: the evolution of global health diplomacy. Glob. Health Gov. 5（https://www.who.int/workforcealliance/14.pdf, accessed 14 September 2020）.

Taylor S（2018）. "Global health": meaning what? BMJ Glob Health 3:e000843（https://gh.bmj.com/content/bmjgh/3/2/e000843.full.pdf, accessed 14 September 2020）.

Watt NF, Gomez EJ, McKee M（2013）. Global health in foreign policy-and foreign policy in health?: evidence from the BRICS. Health Policy Plan. 29(6):763-73（https://academic.oup.com/heapol/article/29/6/763/575614, accessed 14 September 2020）.

Wertheim E（2002）. Negotiations and resolving conflicts: an overview. Boston（MA）: Northeastern University; College of Business Administration（https://www.europarc.org/communication-skills/pdf/Negotiation%20Skills.pdf, accessed 11 February 2020）.

文件与报告

Clift C, editor（2014）. What's the World Health Organization for?: final report from the Centre on Global Health Security Working Group on Health Governance. London: Royal Institute of International Affairs [Chatham House]（http://www.chathamhouse.org/sites/files/chathamhouse/field/field_document/20140521WHOHealthGovernanceClift.pdf, accessed 14 September 2020）.

Commission on Social Determinants of Health（2008）. Closing the gap in a generation: health equity through action on the social determinants of health: Final report of the Commission on Social Determinants of Health. Geneva: World Health Organization（https://www.who.int/social_determinants/thecommission/finalreport/en/, accessed 14 September 2020）.

Deloitte（2019a）. 2020 global health care outlook: laying a foundation for the future. Deloitte（https://www2.deloitte.com/global/en/pages/life-sciences-and-healthcare/articles/global-healthcare-sector-outlook.html, accessed 14 September 2020）.

Deloitte（2019b）. 2019 global health care outlook: shaping the future. Deloitte（https://www2.deloitte.com/content/dam/Deloitte/global/Documents/Life-Sciences-Health-Care/gx-lshc-hc-outlook-2019.pdf, accessed 14 September 2020）.

Organisation for Economic Co-operation and Development（2014）. Competency framework. Paris: Organisation for Economic Co-operation and Development（https://www.oecd.org/careers/competency_framework_en.pdf, accessed 14 September 2020）.

Organisation for Economic Co-operation and Development, World Health Organization（2016）. International regulatory co-operation and international organisations: the case of the World Health Organization（WHO）. Paris/Geneva: Organisation for Economic Co–operation and Development/World Health Organization（https://www.oecd.org/gov/regulatory-policy/WHO_Full-Report.pdf, accessed 14 September 2020）.

S4D4C（2019）. The Madrid Declaration on Science Diplomacy. Madrid: S4D4C（https://www.s4d4c.eu/s4d4c-1st-global-meeting/the-madrid-declaration-on-science-diplomacy/, accessed 14 September 2020）.

United Nations（2015）. Transforming our world: the 2030 Agenda for Sustainable Development.Resolution adopted by the General Assembly on 25 September 2015. New York: United Nations（A/RES/70/1; http://www.un.org/ga/search/view_doc.asp?symbol=A/RES/70/1&Lang=E, accessed 14 September 2020）.

United Nations（2018a）. Political declaration of the third high-level meeting of the General Assembly on the prevention and control of non-communicable diseases. Time to deliver: accelerating our response to address non-communicable diseases for the health and well being of present and future generations. Resolution adopted by the General Assembly on 10 October 2018. New York: United Nations（A/RES/73/2; http://www.un.org/en/ga/search/view_doc.asp?symbol-=A/RES/73/2, accessed 14

September 2020）.

United Nations（2018b）. Global Compact for Safe, Orderly and Regular Migration. New York: United Nations（A/CONF.231/3; https://undocs.org/en/A/CONF.231/3, accessed 14 September 2020）.

United Nations（2019）. Political declaration of the high-level meeting on universal health coverage. Universal health coverage: moving together to build a healthier world. Resolution adopted by the General Assembly on 10 October 2019. New York: United Nations（A/RES/74/2; https://undocs.org/en/A/RES/74/2, accessed 14 September 2020）.

United Nations University Institute of Advanced Studies on Sustainability（2014）. Training manual for chairs of meetings of the Basel, Rotterdam and Stockholm Conventions. Geneva: Secretariats of the Basel, Rotterdam and Stockholm Conventions（http://docplayer.net/26093911-Training-manual-for-chairs-of-meetings-of-the-basel-rotterdam-and-stockholm-conventions.html, accessed 14 September 2020）.

Watal J, Taubman A, editors（2015）. The making of the TRIPS Agreement: personal insights from the Uruguay Round negotiations. Geneva: World Trade Organization（https://www.wto.org/english/res_e/publications_e/trips_agree_e.htm, accessed 14 September 2020）.

World Economic Forum（2019）. Health and healthcare in the Fourth Industrial Revolution. Insight report of the Global Future Council on the Future of Health and Healthcare 2016-2018. Geneva: World Economic Forum（http://www3.weforum.org/docs/WEF_Shaping_the_Future_of_Health_Council_Report.pdf, accessed 14 September 2020）.

World Health Organization（2006）. Public health, innovation and intellectual property rights. Report of the Commission on Intellectual Property Rights, Innovation and Public Health. Geneva: World Health Organization（https://www.who.int/intellectualproperty/report/en/, accessed 14 September 2020）.

World Health Organization（2016a）. International Health Regulations（2005）, 3rd edition. Geneva: World Health Organization（https://apps.who.int/iris/bitstream/

handle/10665/246107/9789241580496-eng.pdf?sequence=1, accessed 14 September 2020）.

World Health Organization（2016b）. Framework of Engagement with Non-State Actors. Geneva: World Health Organization（WHA69.10; https://www.who.int/about/collaborations/non-state-actors/A69_R10-FENSA-en.pdf, accessed 14 September 2020）.

World Health Organization（2018a）. Handbook for non-State actors on engagement with the World Health Organization. Geneva: World Health Organization（https://apps.who.int/iris/handle/10665/329431, accessed 14 September 2020）.

World Health Organization（2018b）. COP24 special report: health and climate change. Geneva: World Health Organization（https://www.who.int/globalchange/publications/COP24-report-health–climate-change/en/, accessed 14 September 2020）.

World Health Organization（2018c）. Public spending on health: a closer look at global trends. Geneva: World Health Organization（https://apps.who.int/iris/bitstream/handle/10665/276728/WHO-HIS-HGF-HF-WorkingPaper-18.3-eng.pdf?ua=1, accessed 14 September 2020）.

World Health Organization（2019a）. Thirteenth General Programme of Work, 2019-2023. Geneva: World Health Organization（WHO/PRP/18.1; https://apps.who.int/iris/bitstream/handle/10665/324775/WHO-PRP-18.1-eng.pdf, accessed 14 September 2020）.

World Health Organization（2019b）. Stronger collaboration, better health. Global Action Plan for Healthy Lives and Well being for All. Geneva: World Health Organization（https://www.who.int/publications-detail/stronger-collaboration-better-health-global-action-plan-for-healthy-lives-and-wellbeing-for-all, accessed 14 September 2020）.

World Health Organization（2020a）. Constitution of the World Health Organization. In: Basic documents, 49th edition. Geneva: World Health Organization: 1-19（http://apps.who.int/gb/bd/pdf_files/BD_49th-en.pdf, accessed 14 September 2020）.

World Health Organization（2020b）. Rules of procedure of the World Health

Assembly. In: Basic documents, 49th edition. Geneva: World Health Organization: 173-206（https://apps.who.int/gb/bd/pdf_files/BD_49th-en.pdf, accessed 14 September 2020）.

World Health Organization（2020c）. Rules of procedure of the Executive Board of the World Health Organization. In: Basic documents, 49th edition. Geneva: World Health Organization: 207-224（https://apps.who.int/gb/bd/pdf_files/BD_49th-en.pdf, accessed 14 September 2020）.

World Health Organization（2020d）. WHO Director-General's statement on IHR Emergency Committee on Novel Coronavirus（2019-nCoV）. In: WHO [website]（https://www.who.int/dg/speeches/detail/who-director-general-s-statement-on-ihr-emergency-committee-on-novel-coronavirus-（2019-ncov）, accessed 12 October 2020）.

World Health Organization, United Nations Children's Fund（2018）. Declaration of Astana. Geneva: World Health Organization/United Nations Children's Fund（WHO/HIS/SDS/2018.61; https://www.who.int/docs/default-source/primary-health/declaration/gcphc-declaration.pdf, accessed 14 September 2020）.

World Health Organization, World Bank（2017）. Tracking universal health coverage: 2017 global monitoring report. Geneva/Washington（DC）: World Health Organization/World Bank（http://documents.worldbank.org/curated/en/640121513095868125/pdf/122029-WP-REVISED-PUBLIC.pdf, accessed 14 September 2020）.

World Health Organization, World Trade Organization（2002）. WTO agreements and public health: a joint study by the WHO and the WTO Secretariat. Geneva: World Health Organization/World Trade Organization（https://apps.who.int/iris/handle/10665/42535, accessed 14 September 2020）.

在线资源

Bernes TA（2020）. COVID-19: the failure of G20. In: Centre for International

Governance Innovation [website]. Waterloo, Canada: Centre for International Governance Innovation (https://www.cigionline.org/articles/covid-19-failure-g20, accessed 14 September 2020) .

France, Ministry of Europe and Foreign Affairs (2018) . Health: launch of the campaign to replenish the Global Fund to Fight HIV/AIDS, Tuberculosis and Malaria. In: Ministry of Europe and Foreign Affairs [website]. Paris: Ministry of Europe and Foreign Affairs (https://www.diplomatie.gouv.fr/en/french-foreign-policy/development-assistance/news/2018/article/health-launch-of-the-campaign-to-replenish-the-global-fund-to-fight-hiv-aids, accessed 14 September 2020) .

Gavi, the Vaccine Alliance (2020) . What is the COVAX pillar, why do we need it and how will it work? In: Gavi [website]. Geneva/Washington (DC) : Gavi, the Vaccine Alliance (https://www.gavi.org/vaccineswork/gavi-ceo-dr-seth-berkley-explains-covax-pillar, accessed 14 September 2020) .

International Federation of Pharmaceutical Manufacturers and Associations. The AMR Action Fund. In: IFPMA [website]. Geneva: International Federation of Pharmaceutical Manufacturers and Associations (https://www.ifpma.org/partners-2/the-amr-action-fund/, accessed 14 September 2020) .

International Institute for Sustainable Development (2020) . As decade of action has become a decade of recovery, HLPF focuses on pandemic response. In: IISD/SDG Knowledge Hub [website]. International Institute for Sustainable Development (https://sdg.iisd.org:443/news/as-decade-of-action-has-become-a-decade-of-recovery-hlpf-focuses-on-pandemic-response/, accessed 14 September 2020) .

Joint United Nations Programme on HIV/AIDS (2020) . World leaders unite in call for a people's vaccine against COVID-19. In: UNAIDS [website]. Geneva: Joint United Nations Programme on HIV/AIDS (https://www.unaids.org/en/resources/presscentre/pressreleaseandstatementarchive/2020/may/20200514_COVID-19-vaccine, accessed 14 September 2020) .

Organisation for Economic Co operation and Development (n.d.) . Official development assistance（ODA）. In: OECD/Development Assistance Committee [website]. Paris: Organisation for Economic Co operation and Development（https://www.oecd.org/dac/financing-sustainable-development/development-finance-standards/official-development-assistance.htm, accessed 14 September 2020）.

Vskills（2019）. Strategies for negotiation. In: Vskills/Tutorials [website].（https://www.vskills.in/certification/tutorial/life-skills/strategies-for-negotiation/, accessed 14 September 2020）.

Wageningen Centre for Development Innovation（n.d.）. Stakeholder analysis: importance/influence matrix. In: Multi-Stakeholder Partnerships [website]. Wageningen: Wageningen University and Research; Centre for Development Innovation（http://www.mspguide.org/tool/stakeholder-analysis-importanceinfluence-matrix, accessed 14 September 2020）.

网站与网页

Building Leadership for Health（by Graham Lister）
→ Global health diplomacy: https://www.building-leadership-for-health.org.uk/global-health-diplomacy/[This webpage includes links to learning programmes for the International Federation of Medical Students' Associations.]

Chatham House
→ Global health: https://www.chathamhouse.org/research/themes/global-health

European Union
→ Global health: https://ec.europa.eu/health/international_cooperation/global_health_en 206 Global Health Centre | February 2021

Gavi, the Vaccine Alliance:
→ Homepage: https://www.gavi.org/

Global Financing Facility for Women, Children and Adolescents
→ Homepage: https://www.globalfinancingfacility.org/ [The Global Financing Facility is helping governments in low- and lower-middle-income countries to

transform the way in which they prioritize and finance health and nutrition.]

Global Fund to Fight AIDS, Tuberculosis and Malaria

→ Homepage: https://www.theglobalfund.org/en/Global Health Council

→ Homepage: https://globalhealth.org/

Graduate Institute of International and Development Studies

→ Global Health Centre: https://graduateinstitute.ch/globalhealth

Henry J. Kaiser Family Foundation

→ Global health policy: https://www.kff.org/global-health-policy/ [This covers mainly the role of the United States.]

Institute for Health Metrics and Evaluation

→ Homepage: http://www.healthdata.org/ [See in particular the report Financing global health 2018: countries and programs in transition（2019）.]

Joint United Nations Programme on HIV/AIDS

→ Homepage: https://www.unaids.org/en

Organisation for Economic Co-operation and Development

→ Health: https://www.oecd.org/health/

UHC2030

→ Homepage: https://www.uhc2030.org/ [This multi-stakeholder platform promotes collaboration on the strengthening of health systems and on achieving universal health coverage.]

United Nations

→ Health: https://www.un.org/en/sections/issues-depth/health/

→ Sustainable Development Goals Knowledge Platform: https://sustainabledevelopment. un.org/A guide to global health diplomacy 207

Women in Global Health

→ Homepage: https://www.womeningh.org/

World Bank

→ Health: http://www.worldbank.org/en/topic/health

World Health Organization

→ Homepage: https://www.who.int/en/ [This includes links to all six WHO regional offices.]

→ Governance: http://apps.who.int/gb/gov/ [This gives an overview of all governance-related processes at WHO, including documentation, records and the rules of procedure of the governing bodies.]

→ WHO Framework Convention on Tobacco Control: https://www.who.int/fctc/en/